NAHRUNGSMITTEL, DIE
schlank
MACHEN

Neal Barnard, M.D.

NAHRUNGSMITTEL, DIE schlank MACHEN

Bechtermünz Verlag

Zuerst veröffentlicht 1997 unter dem Titel
Foods That Cause You To Lose Weight II –
While You Watch TV durch
The Magni Company
P. O. Box 849
McKinney
Texas 75069
U.S.A.

Deutsche Erstausgabe

Genehmigte Lizenzausgabe für
Weltbild Verlag GmbH, Augsburg 2000
Copyright © by The Magni Company, U.S.A.
Copyright © der deutschen Übersetzung
by The Magni Company, U.S.A.

Einbandgestaltung: Gestaltungsbüro Thomas Uhlig, Augsburg
Übersetzung aus dem Amerikanischen: Sabine Winter
Lektorat der deutschen Ausgabe: Konstanze Allnach, Augsburg
Gesamtherstellung: Clausen & Bosse, Leck
Printed in Germany
ISBN 3-8289-1844-1

INHALTSVERZEICHNIS

Vorwort

Der Erfolg des Buches <u>Nahrungsmittel, die schlank machen</u> mit mehr als einer Million verkauften Exemplaren beruht auf seinen effektiven und einfachen Anweisungen. Dank der Forschung an anerkannten Institutionen, über die Sie in dieser neuen Auflage lesen können, verstehen wir jetzt wesentlich besser, was die Ursachen für Gewichtsprobleme sind, und wie wir ihnen entgegentreten können. Es ist viel einfacher, langfristigen Erfolg zu erzielen als sich mit althergebrachten Diäten herumzuschlagen. Was für eine Erleichterung, wenn man schon ein oder zwei dieser Schlachten hinter sich gebracht hat.

Die Forschung auf diesem Gebiet kann einen Durchbruch verzeichnen mit dem Kalorien reduzierenden Effekt. Das bedeutet nicht, dass gewisse Nahrungsmittel keine Kalorien haben. Was es bedeutet, ist, dass gewisse Nahrungsmittel von Natur aus niedrige Kalorienwerte mit sich bringen und darüber hinaus die Verwertung von Kalorien nach einer Mahlzeit beschleunigen. Weiterhin haben gewisse Nährstoffe die Eigenschaft, dass sie dem Körper kein Fett zuführen. Selbst wenn der Körper versuchen würde, diese in Fett umzusetzen, würde der Umwandlungsprozess in Fettmoleküle einen Großteil dieser Kalorien verbrauchen.

Der Kalorien reduzierende Effekt ermöglicht es, dass Sie abnehmen können, ohne mühsam Kalorien zu zählen oder sich bei der Größe Ihrer Portionen strikt einzuschränken. Essen darf wieder Spaß machen.

Diese Diät unterscheidet sich wesentlich von anderen, und sie wird Sie überraschen. Sie wird Ihnen den Weg weisen, Nahrungsmittel in einem anderen Licht zu betrachten. Ich möchte

Sie ermutigen, die Grundbegriffe in diesem Buch zu lesen, die veranschaulichen, wie diese Diät funktioniert. Versuchen Sie diese Diät drei Wochen lang. Betrachten Sie sie als ein Experiment. Wenn Sie diesen Anweisungen sorgfältig folgen, dann werden Sie nach drei Wochen wahrscheinlich bedauern, nicht schon vorher mit dieser Diät angefangen zu haben.

Sie haben eine neue Ausgabe vor sich, die vollständig überholt und erweitert wurde. Wir haben die Gerichte und Rezepte so geändert, dass sie leicht und schnell zuzubereiten sind, damit sie den Kalorien reduzierenden Effekt voll ausschöpfen und Ihren Gaumen erfreuen können.

Ich möchte mich für die Hilfe und Unterstützung bedanken, die ich von Bob und Cynthia Holzapfel und Richard Muldawer erhalten habe, ohne die diese Ausgabe niemals möglich gewesen wäre. Lassen Sie mich außerdem ausdrücklich sagen, wie sehr ich die Forschung vieler Wissenschaftler schätze, die die Grundlage für diesen wissenschaftlichen Durchbruch bildet, der die permanente Gewichtskontrolle in Reichweite gebracht hat. Die veröffentlichten Arbeiten dieser Wissenschaftler sind im Quellennachweis aufgeführt. Besonderen Dank außerdem an Jennifer Raymond. Ihr unübertroffenes kulinarisches Wissen und ihre Erfahrung ermöglichten die Übersetzung von medizinischen Prinzipien in Gerichte und Rezepte, die leicht zuzubereiten sind und nicht nur wohlschmeckend, sondern auch wirksam sind.

Warnung

Es kann sehr nützlich sein, über die Wirkungen verschiedener Nahrungsmittel Bescheid zu wissen. Weder dieses Buch noch irgendein anderes kann jedoch ärztliche Beratung ersetzen. Sollten Sie in ärztlicher Behandlung sein, an Übergewicht leiden oder regelmäßig Arzneimittel einnehmen, dann sollten Sie Ihren Arzt von einer Nahrungsumstellung in Kenntnis setzen. Nahrungsumstellungen können eine Dosisänderung bei Medikamenten erforderlich machen oder andere wichtige Nebenwirkungen haben. Sofern Sie über vierzig sind oder ein gesundheitliches Problem haben, sollten Sie Ihren Arzt außerdem konsultieren, wenn Sie vorhaben, Ihr Fitnessprogramm zu erweitern.

Wenn Sie schwanger sind oder stillen oder diese Diät mehr als drei Jahre lang strengstens befolgen, dann lesen Sie bitte die Information über Vitamin B_{12} auf Seite 69.

Einleitung

Dieses Buch weist einen neuen Weg zur Gewichtskontrolle. Wenn Ihr Ziel ein schlanker Körper ist, der vitaler ist, als Sie seit Jahren gespürt haben, dann ist dieses Programm wirksamer als alle Diäten, die Sie bisher probiert haben. Es ist eigentlich keine Diät. Es ist ein ernährungswissenschaftlicher Durchbruch, der zu einer besseren Gewichtskontrolle führt, als altmodische Diäten es je vermochten.

Dieses Buch wurde geschrieben, weil die meisten Diäten nicht sehr erfolgreich waren. Viele sind einfach zu mangelhaft, um zu Ergebnissen zu führen. Andere benutzen eine künstliche »Annäherungsformel«, mit der niemand auf die Dauer leben kann. Das bedeutet, dass Sie vielleicht einige Wochen lang abnehmen, oftmals jedoch wieder stark zunehmen und manchmal sogar Ihr Anfangsgewicht überschreiten. Solch ein frustrierendes Ergebnis ist auf das unzureichende Konzept der Diäten zurückzuführen.

Dieses Buch basiert auf revolutionären, neuen Erkenntnissen darüber, wie Nahrungsmittel unser Gewicht beeinflussen. Forscher haben viele verschiedene Arten von Diäten getestet: Diäten, die den Abbau von Bluthochdruck oder einem erhöhten Cholesterinspiegel fördern, oder die sich mit der Lösung anderer Gesundheitsprobleme befassen. Im Verlauf dieser Studien zeigte sich, dass einige Leute, die gewisse Nahrungsmittel zu sich nahmen, anfingen, abzunehmen – manchmal phänomenale Mengen. Sie mussten keine Kalorien zählen oder die Portionen pro Mahlzeit einschränken, und konnten trotzdem abnehmen. Die Gewichtsabnahme wurde nicht, wie gewöhnlich, durch kleinere Mahlzeiten verursacht, sondern indem die Art der Nahrungsmittel geändert wurde. Es stellte sich heraus, dass gewisse Nahrungsmittel nicht direkt oder leicht zur Ansammlung von Körperfett beitragen können. Noch besser, sie steigern Ihren Stoffwechsel, sodass Kalorien selbst Stunden nach einer Mahlzeit schneller verbrennen.

Ein wichtiges Beispiel stammt von den Wissenschaftlern des National Institutes of Health, die herausfanden, dass Menschen abnehmen können, ohne die Portionen einschränken zu müssen, sofern gewisse Nahrungsmittel das tägliche Menü ausmachen.

Dr. med. Dean Ornish, ein bekannter Forscher der Universität in Kalifornien in San Francisco, kam zu ähnlichen Ergebnissen mit seiner Forschung. Er fand heraus, dass Leute abnehmen konnten, und manchmal recht viel, obwohl sie mehr aßen als zuvor. Dr. Ornish benutzte eine Diät, die speziell auf die Bedürfnisse von herzkranken Patienten zugeschnitten war. Obwohl er die Patienten ermutigte, darauf zu achten, welche Art von Nahrungsmitteln sie aßen, gab es keine Einschränkungen, wie viel sie aßen. Sie konnten sich satt essen und mußten niemals Kalorien zählen, Mahlzeiten auslassen, sich eine zweite Portion versagen oder andere Strafen dulden, die gewöhnlich ein Teil althergebrachter Diäten sind.

Die Resultate waren ermutigend. Die Patienten verbesserten nicht nur den Zustand ihres Herzens; sie begannen außerdem abzunehmen. Natürlich nahmen diejenigen, die bereits ein gesundes Gewicht hielten, nicht mehr ab. Aber diejenigen, die ein paar überflüssige Pfunde hatten – oder mehr als nur ein paar – fingen automatisch an abzunehmen. Nach dem ersten Jahr hatte ein Patient beinahe 100 Pfund verloren, und der Durchschnittspatient hatte 22 Pfund abgenommen, ohne im althergebrachten Sinne des Wortes eine Abmagerungskur gemacht zu haben.[2]

Sie müssen nicht ein Forschungsobjekt sein, um atemberaubende Ergebnisse zu erzielen. Nehmen Sie zum Beispiel Simone. Sie hatte schon ein paar Mal versucht abzunehmen, fand jedoch früher oder später immer wieder zu ihrem alten Gewicht zurück. Wie die meisten Menschen in ihrer Situation fühlte sie sich entmutigt. Einige ihrer Verwandten hatten Gewichtsprobleme, die zu Herzerkrankungen und anderen lebensgefährlichen Krankheiten führten, und sie befürchtete, dass ihr ein ähnliches Schicksal bevorstand.

Dann hörte sie von dem Programm, über das Sie auf den folgenden Seiten lesen werden. Sie konzentrierte sich darauf, ihre Essgewohnheiten auf neue Arten von Nahrungsmitteln umzustellen, und ganz nebenbei gewann sie dadurch eine ganz neue Methode, um ihr Gewicht zu kontrollieren. Sie nahm 94 Pfund ab, ohne jemals auch nur eine Kalorie zu zählen. Auf dem Foto, das sie mir schickte, sah sie ohne Zweifel schlanker aus. Ihr Kinn hatte seine Form wiedererlangt, und um die Taille hatte sie wesentlich an Gewicht verloren. Das Foto zeigte außerdem einen zuversichtlichen Ausdruck, der davon zeugt, dass man sich endlich die Geheimnisse der Gewichtskontrolle angeeignet hat.

Ein sehr wichtiger Punkt: Sie müssen Ihre Essgewohnheiten nicht für immer umstellen. Ich möchte Sie nur darum bitten, dieses Programm drei Wochen lang zu probieren. Versuchen Sie es 21 Tage lang. Wenn Ihnen das Ergebnis zusagt, dann bleiben Sie dabei. Es besteht aber kein Grund, sich jetzt schon langfristig festzulegen. Versuchen Sie es einfach mal. Dieses Programm leitet Sie schrittweise zum Kalorien reduzierenden Effekt. Zuerst werden wir alte Mythen beseitigen, die Menschen dazu bewegen, sich selbst mit Diäten zu strafen, die wenig oder keinen Erfolg aufweisen und oftmals mehr Schaden anrichten, als sie Gutes tun. Dann werden wir veranschaulichen, wie man den eleganten, einfachen und doch wirkungsvollen Kalorien reduzierenden Effekt nutzt. Sollten Sie unter Esszwang leiden, dann werden Sie an der zweigleisigen Methode interessiert sein, die schon vielen Menschen geholfen hat, sich aus diesem Teufelskreis zu befreien. Sie werden viele schnelle, leckere und gesunde Mahlzeiten und Rezepte zur Verfügung haben, die den Kalorien reduzierenden Effekt beinhalten und das Essen zum Spaß werden lassen. Wir werden außerdem ein einfaches, freiwilliges Programm für körperliche Aktivitäten hinzufügen für diejenigen, die ihren Erfolg maximieren wollen.

Wenn Sie dieses Programm ausprobieren, dann können Sie die schlankeste Figur erzielen, die Mutter Natur Ihnen zugedacht hat. Wir haben nichts ausgelassen, um Ihnen diese Information zugänglich zu machen, damit Sie es in die Tat umsetzen können.

Sie <u>können</u> Erfolg haben. Haben Sie deshalb Geduld und überstürzen Sie nichts. Es hat seine Zeit gebraucht, die überflüssigen Pfunde anzusetzen, und es braucht seine Zeit, sie wieder loszuwerden. Werden Sie sie langsam, aber sicher los. Ich glaube, Sie werden mit Ihrem neuen Ich zufrieden sein.

Nahrungsmittel, die schlank machen

1 Weg mit den Mythen über Diäten

Ihr Körper ändert sich ständig, indem er seine eigenen Rohstoffe – Sauerstoff, Wasser und Nahrungsmittel – auf ähnliche Weise benutzt wie ein Bildhauer, der sein Werk perfektioniert, indem er Ton hier hinzufügt und dort wegnimmt. Auf diese Weise modelliert Ihr Körper Ihre Knochen, Muskeln, Fettschichten und Haut immer wieder aufs Neue. Und ebenso wie die richtigen Materialien die Aufgabe des Künstlers erleichtern, so helfen die richtigen Nahrungsmittel dem Körper. Gewisse Nahrungsmittel helfen Ihnen sozusagen, Ihren Körper zu modellieren, während andere Nahrungsmittel diese Aufgabe erschweren oder sogar verhindern.

In diesem Buch wollen wir die Faktoren beschreiben, die Ihr Gewicht zu einem Großteil beeinflussen. Aber zuerst müssen wir einige Mythen beseitigen. Die meisten Menschen versuchen, die überflüssigen Pfunde zu verlieren, indem sie eine Diät machen. Kleine Portionen und immerwährendes Hungergefühl werden toleriert in der Hoffnung, dass Fett verbrannt wird, wenn nicht viel Nahrung aufgenommen wird.

Persönliche Erfahrung und eine Vielfalt an wissenschaftlichen Arbeiten zeigen, dass Diäten dem Abnehmen ungefähr so dienlich sind wie ein Presslufthammer einer klassischen Statue. Lassen Sie uns eine Minute hier verweilen und sehen, warum Diäten so ein großes Problem darstellen. Dann gehen wir ins Detail und sehen, was wirklich hilft.

Haben Sie sich jemals einer Diät unterzogen und festgestellt, dass das Ergebnis alles andere als ein langfristiger Erfolg war? Wenn dem so ist, dann mag es Sie beruhigen zu wissen, dass es nicht an Ihrer mangelnden Willenskraft oder geringen Selbstkontrolle lag. Das Problem war die Diät selbst.

Der menschliche Körper entstand vor Millionen von Jahren, lange bevor Diäten erfunden wurden. Zu dem Zeitpunkt bedeutete der Mangel an Nahrungsmitteln nur eins: Hunger. Wenn der Körper den Mangel an Nahrungsmitteln nicht bewältigen konnte, dann war das Ergebnis lebensbedrohlich. Deshalb haben wir eingebaute Mechanismen, die sich in Zeiten der Not einschalten. Diese Mechanismen schalten sich automatisch immer dann ein, wenn Ihre Nahrungsaufnahme gering ist. Wenn Sie eine Diät basierend auf wenig Kalorien beginnen, dann wissen Sie, dass Sie versuchen, abzunehmen. Aber Ihr Körper weiß das nicht. Was Ihren Körper anbelangt, so glaubt er, dass Sie verhungern, und versucht automatisch, genau das Fett zu erhalten, das Sie loswerden wollen. Darum macht Ihr Körper etwas, was Sie bestimmt nicht wollen, und das ist das langsamere Verbrennen von Fett.

Das Tempo, mit dem Ihr Körper Kalorien verbrennt, nennt man die Stoffwechselrate. Es ist wie die Rate, mit der Ihr Auto Benzin verbrennt. Ein gestartetes Auto im Stillstand verbrennt ein gewisses Maß an Benzin. Wenn das Auto bewegt wird, dann verwertet es mehr Brennstoff, und wenn es einen Berg hinauffährt, noch mehr. Unser Körper verlässt sich auf dasselbe Prinzip. Wir verbrennen einige Kalorien, selbst wenn wir schlafen oder uns ausruhen, weil ein gewisses Maß an Energie benötigt wird, um unsere Körpertemperatur zu erhalten, und um unsere Lungen, unser Herz, das Gehirn und die anderen Organe zu bedienen. Wenn wir aufstehen und uns bewegen, dann verbrauchen wir mehr Kalorien. Je mehr wir uns bewegen, desto mehr Kalorien verbrauchen wir.

Manche Menschen haben eine hohe Stoffwechselrate und verbrennen jede Menge Kalorien über einen kurzen Zeitraum. Diese Menschen haben es leichter, schlank zu bleiben. Andere Menschen haben eine langsamere Stoffwechselrate und ihnen fällt es schwerer, schlank zu bleiben. Zu welcher Gruppe Sie auch gehören, in beiden Fällen können Sie Ihre Stoffwechselrate ändern. Viele Menschen stellen fest, dass Ihr Stoffwechsel sich mit zunehmendem Alter verlangsamt. Dieses Buch zeigt

Ihnen, wie Sie Ihren Stoffwechsel auf Trab bringen können, damit er Ihnen helfen kann, mehr Fett zu verbrennen.

Diäten verlangsamen Ihren Stoffwechsel

Können Sie sich noch an das letzte Mal erinnern, als Sie vor sich hin fuhren und plötzlich feststellten, dass Sie fast kein Benzin mehr hatten? Sie haben das Gaspedal geschont, sind sehr konservativ gefahren und haben den Motor an roten Ampeln ausgeschaltet, bis Sie an eine Tankstelle kamen. Ihr Körper verhält sich genauso, wenn Sie eine Abmagerungskur machen. Er erkennt, dass das Nahrungsangebot knapp ist und schraubt den Stoffwechsel herunter, um so viel Fett wie möglich zu konservieren, bis Sie wieder zu normalem Essen zurückkehren. Fett ist Ihr Brennstoffreservoir, und während Sie krampfhaft versuchen es loszuwerden, versucht Ihr Körper mit aller Macht, an ihm festzuhalten. Er versucht, Sie vor dem Verhungern zu retten.

Eine Forschungsgruppe der University of California in Los Angeles ließ eine Gruppe von jungen Frauen für drei Wochen eine Diät mit 800 Kalorien pro Tag machen. Sie stellten fest, dass die Geschwindigkeit, mit der Kalorien verbrannt wurden, durchschnittlich um 13 Prozent sank. Den jungen Frauen wurde dann gesagt, dass sie sich körperlich betätigen sollten, um festzustellen, ob das eine entgegengesetzte Wirkung auf den verlangsamten Stoffwechsel habe. Dem war nicht so. Der Körper widersetzt sich Abmagerungskuren mit solch einer Vehemenz, dass er den Stoffwechsel selbst Angesichts starker körperlicher Betätigung auf niedrigem Niveau hält.[3]

Das kann sehr frustrierend sein. Menschen, die sich einer Abmagerungskur unterziehen, stellen oftmals fest, dass ihr Körper sich nur ungern von den überflüssigen Pfunden trennt, obwohl sie nur wenig essen. Und was noch schlimmer ist, laut Studien der University of Pennsylvania und anderswo hält der verlangsamte Stoffwechselprozess über die Zeit der Kur hinaus an, oftmals für einige Wochen. Das macht es den Pfunden nach einer Diät leicht zurückzukehren und verursacht den »Jojoeffekt«, ein Phänomen bei dem Menschen ein bisschen an Gewicht verlieren, um dann zu einem Gewicht zurückzukehren, das das Ausgangsgewicht übertrifft.

Lassen Sie uns anhand eines fiktiven Beispiels veranschaulichen, was genau passiert. Stellen wir uns das Paar Stefan und Susanne vor. Stefan hat in den letzten paar Jahren einige Pfunde zugenommen und sich deshalb vorgenommen, sich einer Diät mit Magermilchshakes zu unterziehen. »Einer am Morgen und einer zum Mittagessen, gefolgt von einem moderaten Abendessen«, lautet die Anweisung. Selbst mit dem wahlweisen »Schokoriegel« am Nachmittag war dies eine Qual. Er verspürte den ganzen Tag einen unterschwelligen Hunger, und das »moderate« Abendessen schien einfach nicht genug nach einem Tag an der Grenze des Hungers. Er fühlte sich komisch und ein wenig launisch. Er bekam wohl auch ein bisschen Verstopfung, denn Susanne bemerkte, dass er einen Zeitschriftenständer ins Badezimmer stellte.

Aber Stefan versuchte wirklich am Ball zu bleiben. Susanne meinte sogar, sie sei einmal davon wach geworden, dass sie Stefan im Schlaf vor sich hinmurmeln hörte: »Einer am Morgen und einer zum Mittagessen, gefolgt von einem moderaten Abendessen.«

Zuerst nahm Stefan ein paar Pfunde ab. Aber nach einiger Zeit schien es, dass die Waage bei einem Gewicht stehenblieb. Sein Gewicht ging einfach nicht weiter runter. Nach etlichen Wochen gab er auf und begann wieder, normal zu essen. Es war keine große Überraschung, dass sein Gewicht wieder zurück zu seinem Ausgangsgewicht ging. Aber womit er nicht gerechnet hatte, war, dass er weiterhin zunahm, über sein Ausgangsgewicht hinaus. Es schien, dass die Abmagerungskur der Fähigkeit seines Körpers, Kalorien zu verbrennen, geschadet hatte, und genau das war passiert. Susanne hat noch sein Fluchen im Ohr, das immer folgte, wenn er sich auf die Waage im Badezimmer stellte.

Stefan erfuhr am eigenen Leib, dass der erste Schritt, die Kalorienverbrennung am Laufen zu halten, ist, den körpereigenen Hungermechanismus abzustellen. Und so können Sie das bewerkstelligen: Achten Sie darauf, dass Ihre Diät wenigstens 10 Kalorien pro Pfund des Idealgewichtes beinhaltet. Das bedeutet, dass Sie mindestens 1.500 Kalorien zu sich nehmen müssen, wenn Sie 150 Pfund wiegen wollen. Wenn Sie 120 Pfund wiegen wollen, dann müssen Sie mindestens 1.200 Kalorien oder mehr zu sich nehmen. Das ist das Minimum. Es gibt keine Höchstgrenze, wie wir schon bald sehen werden. Auf diesem Wege verlangsamen Sie Ihren Stoffwechsel nicht, und das macht es möglich, dass Ihr Erfolg von Dauer ist. Sollten Sie weniger zu sich nehmen, als die 10-Kalorien-pro-Pfund-Regel erlaubt, dann ist es wahrscheinlich, dass Ihr Stoffwechsel abbaut.

Diäten führen zu Kalorienfallen

Es gibt noch ein anderes Problem mit knapp bemessenem Essen. Der Körper verringert nicht nur das Verbrennen von Kalorien, um am körpereigenen Fett festzuhalten; er lockt Sie außerdem in eine Kalorienfalle, auch »Phänomen des unterdrückten Essens« genannt. Stefan machte diese Erfahrung auch. Nachdem er die Diät einige Tage lang brav befolgt hatte, unter ständigem Hungern, beging Susanne den Fehler, eine Packung Eis nach Hause zu bringen.

Was Stefan nicht wusste war, dass sein Körper nach Essen Ausschau gehalten hatte wie ein Verhungernder, der sich durch die Wüste schleppt – programmiert und jederzeit bereit, alles hinunterzuschlingen, was sich ihm in den Weg stellt. Das ist der zweite Verteidigungsmechanismus des Körpers gegen das Verhungern. Wenn Nahrungsmittel so selten vorkommen, dass Ihr Körper die Gefahr des Hungerns verspürt, dann wird Ihr Hungergefühl automatisch wiederhergestellt, damit Sie möglichst alles essen, was Ihnen in die Quere kommt.

Ein bisschen kann nicht schaden, dachte Stefan sich, als er die Packung mit dem Eis öffnete und zu löffeln anfing. Aber ehe er sich versah, hatte er bereits seine sowie die Hälfte von Susannes Portion gegessen und der Löffel fand seinen Weg weiterhin in die Schachtel. Wenig später fuhr er mit dem Löffel über

21

die Rillen im Boden, um auch das letzte bisschen herauszukratzen. Er riss die Schachtel entzwei und leckte die Seiten ab.

Danach hatte er einen Anfall von Schuldgefühlen und schimpfte sich selber aus, wie er nur so wenig Willenskraft haben könne. Doch das wirkliche Problem hatte nichts mit Willenskraft zu tun. Das »Problem« war das eingebaute biologische Programm des menschlichen Körpers. Die Abmagerungskur schaltete die normale körpereigene Artillerie gegen Hunger ein. Stefans Körper nahm an, dass er hungern musste und dass dies eventuell die einzige Mahlzeit für einige Zeit sein könnte, und verlangte deshalb ein Gelage. Das Gleiche kann passieren, wenn Sie Mahlzeiten auslassen. Das Auslassen von Frühstück oder Mittagessen führt zum Überessen später am Tag.

Manchmal kann diese Esssucht außer Kontrolle geraten. Bulimie – Reinschlingen mit anschließendem Erbrechen – beginnt fast immer mit einer Abmagerungskur. Und wenn das Vollstopfen anfängt, dann folgen Scham und Heimlichtuerei oftmals auf dem Fuße. Sollte Ihnen das passiert sein, dann erinnern Sie sich bitte, dass das Vollstopfen kein moralisches Versagen ist. Es ist eine natürliche Folge des Abmagerns.

Der kulturelle Trend in westlichen Ländern in den vergangenen paar Jahrzehnten hat Fleisch, Milchprodukte, frittiertes Essen und andere Nahrungsmittel mit hohem Fettanteil gefördert. Zusammen mit einer mehr und mehr sitzenden Lebensweise hat das, wie vorauszusehen war, bewirkt, dass viele Menschen an Übergewicht leiden. Diese Menschen glauben fälschlicherweise, dass ihr Problem durch die <u>Menge,</u> die sie essen, hervorgerufen wird, und nicht durch die Nahrungsmittel<u>art.</u> Sie essen einfach weniger von den schlechten Nahrungsmitteln, anstatt sie aufzugeben. Das natürliche Ergebnis ist ein heruntergesetzter Stoffwechsel, Fressgelüste, Vollstopfen und Versagen. Je mehr wir abmagern, desto mehr verlangsamen wir unsere natürliche Fähigkeit, Kalorien zu verbrennen, und um so wahrscheinlicher ist es, dass wir uns vollstopfen.

Glücklicherweise sind das Auslassen von Mahlzeiten und das Essen von winzigen Portionen überhaupt nicht nötig. Wie wir sehen werden, gibt es eine viel bessere Methode.

2 Wie man den Kalorien reduzieren-den Effekt ausnutzt

Jetzt, nachdem Sie wissen, was Sie vermeiden sollten, lassen Sie uns ein Programm aufbauen, dass die Pfunde abbaut und Ihnen hilft, Sie runterzuhalten. Der erste Schritt ist, sich anzu-eignen, woraus Nahrungsmittel bestehen, und wie diese Nähr-stoffe Ihre Fähigkeit, Kalorien zu verbrennen, und letztendlich Ihr Gewicht beeinflussen. Wir wollen die Dinge so einfach wie möglich halten, aber ich möchte, dass Sie die Logik hinter die-sem Programm erkennen.

Nahrungsmittel bestehen hauptsächlich aus vier Dingen: Kohlenhydrate, Eiweiß, Fett und Wasser, zusammen mit viel kleineren Mengen an Vitaminen, Mineralstoffen und Fasern. Ernährungswissenschaftler erstellen Tabellen, die die exakten Mengen dieser Nährstoffe, die in tausenden von verschiedenen Nahrungsmitteln enthalten sind, zeigen, weil sie wissen, dass verschiedene Nährstoffe ganz entscheidende Auswirkungen auf den Körper haben.

Kohlenhydrate, zum Beispiel, sind der Brennstoff, der Ihren Körper in Gang hält. Das weiße Innere einer Kartoffel besteht hauptsächlich aus komplexen Kohlenhydraten, die man auch Stärke nennt. Reis, Brot, Nudeln, Bohnen und die meisten ande-ren Gemüsesorten sind alle reich an komplexen Kohlenhydra-ten. Wenn Sie diese Nahrungsmittel zu sich nehmen, dann wer-den die Kohlenhydrate nach und nach gespalten und gespei-chert, um Energie zur Verfügung zu stellen.

Obwohl Ihr Auto beinahe jeden Treibstoff verbrennen kann, wenn auch mit einiger Schwierigkeit, so fährt es doch besser, wenn man das Benzin mit der richtigen Oktanzahl verwendet.

Ihr Körper verhält sich ebenso. Sie könnten überleben – wenn auch nicht sehr gut –, indem Sie nichts anderes als Hotdogs und Brathähnchen essen, aber der Treibstoff, den Ihr Körper am besten verwerten kann, stammt von den Kohlenhydraten.

Eiweiße sind ganz anders. Sie haben die Funktion von Ersatzteilen und liefern die strukturellen Stoffe, die der Körper zum Aufbauen und Reparieren benötigt. Die mikroskopisch kleinen Ketten des Eiweißes finden sich in beinahe allen Nahrungsmitteln. Obwohl viele Leute denken, dass Eiweiß von Fleisch und Eiern kommt, kann man es auch in allen Gemüsesorten, Getreidearten, Früchten und Bohnen finden. Es ist die Substanz, die die Radieschen anders formt als die Karotten.

Fett ist wie das Öl und die Schmiere an Ihrem Auto. Sie brauchen ein wenig, damit alles reibungslos läuft, aber ein bisschen bringt Sie ganz schön weit. Wenn das Fahrzeug an allen Ecken und Enden Öl verliert, dann stellt das ein Problem dar.

Die wertvollsten Nahrungsmittel für Menschen, die abnehmen wollen, sind die, die einen hohen Anteil an Kohlenhydraten haben. Diese stärkehaltigen Kartoffeln, Reis, Nudeln, Bohnen, und Gemüsesorten scheinen unbedeutend zu sein. Aber für Ihren Körper sind sie die beste Schlankheitsformel der Welt. Komplexe Kohlenhydrate haben eine Eigenschaft, die Sie in keinem anderen Nährstoff finden werden. Ihr Körper kann die Energie, die sie liefern, verwerten und kann verhindern, dass sie zum Körperfett addiert werden.

Bisher haben viele Leute geglaubt, dass Kartoffeln, Reis, Brot und Nudeln dick machen. Die Tatsache ist jedoch, dass Kohlenhydrate sehr moderat in ihrem Kaloriengehalt sind. Eine gebackene Kartoffel hat weniger als 100 Kalorien. Eine Scheibe Brot hat 70 Kalorien. 100 g Reis haben nur ungefähr 100 Kalorien.

Vergleichen Sie sie mit Fetten und Ölen. Während ein Gramm Kohlenhydrate nur vier Kalorien hat, hat ein Gramm Fett oder Öl neun Kalorien. Und während 100 g Reis nur 100 Kalorien haben, haben 100 g Hühnerfett oder Maisöl, ob Sie es glauben oder nicht, 870 Kalorien. Mit anderen Worten, ein Esslöffel jeglichen Fetts oder Öls hat mehr Kalorien als eine ganze Kartoffel, eine Scheibe Brot, oder 100 g Nudeln. Wie wir sehen werden, enthalten viele Nahrungsmittel eine überraschende Menge an Fett, welche, über einen längeren Zeitraum, Gewichtsprobleme verursachen kann.

Forscher des amerikanischen Bundesgesundheitsamtes stellten fest, dass Menschen Gewicht verlieren, wenn der Ernährung Kohlenhydrate anstelle von Fetten zugefügt werden, auch wenn diese Menschen nicht bewußt weniger essen.[1] Wie wir sehen werden, wandelt der Körper überflüssige Kohlenhydrate nicht in Fett um, auch wenn Sie über das Sättigungsgefühl hinaus Nahrungsmittel mit hohem Kohlenhydratanteil zu sich nehmen.[5]

Komplexe Kohlenhydrate kommen in großen Mengen in den meisten pflanzlichen Lebensmitteln vor, können aber niemals in tierischen Produkten gefunden werden. Fisch, Huhn, Rind und Eier enthalten hauptsächlich Eiweiß und Fett. Darum hat Hühnerbrust, die keine Kohlenhydrate enthält, ganze 386 Kalorien. Wenn Huhn stattdessen komplexe Kohlenhydrate enthielte, dann wäre der Kaloriengehalt wesentlich geringer. Aber kein tierisches Produkt enthält komplexe Kohlenhydrate.

Kohlenhydrate können nicht direkt zum Fett beitragen

Kohlenhydrate können nicht leicht zum Körperfett beitragen. Sie haben keine »Vorratslager für Kohlenhydrate« an Ihrer Taille oder Ihren Oberschenkeln. Angenommen Sie essen in einem Experiment riesige Mengen Spagetti, Curryreis oder Kartoffeln. Sollten Sie ein wenig zu viel essen, dann verbrennt Ihr Körper die überschüssige Menge, indem er den Verbrennungsprozess der Kohlenhydrate hochschraubt. Sollten Sie wirklich zu viel essen, dann verwandelt Ihr Körper die Kohlenhydrate in Glykogene, Moleküle für sofortige Energie, die ähnlich einer Ersatzbatterie Energie in den Muskeln und der Leber speichern. Vielleicht haben Sie von Marathonläufern gehört, die ihren Körper vorsätzlich mit Kohlenhydraten vollpumpen, um den Anteil an Glykogen in ihren Muskeln und der Leber zu erhöhen, damit ihre Ausdauer sich verbessert. Ihr Körper reagiert genauso, wenn er extra Kohlenhydrate an Bord hat.

Wenn Ihr Körper versuchen würde, die überschüssigen Kohlenhydrate als Fett zu speichern, dann müsste er die Kohlenhydratmoleküle spalten und Fettmoleküle daraus bilden. Das ist nicht so einfach für Ihren Körper. Der Prozess des Aufspaltens von Kohlenhydraten, um sie in Fett zu verwandeln, verbrennt bis zu 25% der Kalorien.

Das Ergebnis all dieser Faktoren ist klar: extra Kalorien aus Kohlenhydraten werden das Körpergewicht nicht so schnell erhöhen wie dieselbe Menge an Fettkalorien.[5,6]

Ein Team von Schweizer Wissenschaftlern gab einer Gruppe von Personen Nahrungsmittel mit viel höherem Kohlenhydratanteil, als diese benötigten. Die Wissenschaftler fanden heraus, dass der Körper tatsächlich so reagiert, dass er die Kohlenhydrate schneller verbrennt und einige als Glykogen speichert. Erst wenn diese Ausgleichsmechanismen überbeansprucht werden, fängt der Körper an, Fett aus den überschüssigen Kohlenhydraten zu bilden, und selbst dann verbraucht der Prozess der Herstellung von Fettmolekülen einen guten Anteil dieser Kalorien.[5] Die meisten von uns kommen nicht einmal in die Nähe dieses Punktes.

Das ist vielen Menschen neu. Diejenigen unter uns, die abnehmen wollten, glaubten, dass zwei Lebensmittel mit der gleichen Kalorienzahl dem Körper in gleichem Maße Fett zuführen würden. Dem ist nicht so. Die Wahrscheinlichkeit ist sehr gering, dass komplexe Kohlenhydrate in Fett umgewandelt werden. Und sollte Ihr Körper dennoch versuchen, Fett herzustellen, dann werden bis zu einem Viertel dieser Kalorien in diesem Prozeß verbraucht.

Früher haben die Leute stärkehaltige Nahrungsmittel für Gewichtsprobleme verantwortlich gemacht. Aber diese Leute nahmen eine gebackene Kartoffel, die nur 95 Kalorien hat, und fügten Butter, saure Sahne, Käse und Speckwürfel hinzu. Und für das erhöhte Gewicht machten sie die Kartoffel verantwortlich. Aber was die Gewichtszunahme auslöste, war nicht die Kartoffel, sondern die Butter oder die anderen fettigen Zutaten.

Das Gleiche passiert, wenn zu Brot, Spagetti, Mais oder anderen Nahrungsmitteln mit hohem Kohlenhydratanteil Butter oder andere Fette hinzugefügt werden. Ohne diese Fette sind Nahrungsmittel mit hohem Kohlenhydratanteil Schlankmacher.

Sabine: Sieg über ein Gewichtsproblem

Sabine war eine Sekretärin an einer Universität in Berlin. Sie wollte 15 Kilo abnehmen, und offen gestanden wollte sie diese 15 Kilo schon seit mehreren Jahren loswerden. Obwohl sie nicht annähernd so übergewichtig war wie einige Leute, die sie kannte, fühlte sie sich befangen. Ihr sechsjähriger Sohn fragte immer wieder, warum sie nicht gerne ins Schwimmbad ging; und um die Wahrheit zu sagen, sie hatte ihren Badeanzug in einem Anflug des Zorns schon vor Jahren weggeworfen. Sie hatte verschiedene Diäten probiert, einschließlich einige mit Schlankdrinks, die nur in der Apotheke erhältlich sind, und sie hatte auch Appetitzügler versucht. Alle waren Erfolg versprechend, aber keine half über einen längeren Zeitraum.

Als ich sie traf, versuchte sie eine Diät mit superhohem Eiweißanteil, von der sie in einer Zeitschrift gelesen hatte. Sie ließ das Frühstück aus, aß zu Mittag Jogurt und Putenschnitzel und im Allgemeinen am Abend tiefgekühlte Diätkost. Ihr Gewicht war im Wesentlichen seit Monaten unverändert. Ich schlug vor, dass sie stattdessen komplexe Kohlenhydrate in den Mittelpunkt ihrer Diät stellen solle, und einige andere Schritte unternehmen, über die Sie später lesen werden. Das Frühstück sollte aus gekochten Getreideflocken, wie zum Beispiel Hafergrütze oder Weizenbrei, bestehen, zusammen mit Bananenscheiben, Toast, Melonen und Erdbeeren. Am Arbeitsplatz könnte sie sich eine Fertigsuppe oder einen Salat zubereiten. Zum Abendessen sollte sie Salat, Nudeln und Knoblauchbrot essen, oder vielleicht Gemüsechili, Reispilaf oder Kartoffeln zusammen mit viel Gemüse und Früchten als Nachtisch. Da diese »Diät« eine ziemlich große Menge an Nahrungsmitteln umfasst, sie befürchtete, sie könne davon eher zunehmen. Einige recht einfache Berechnungen zeigten jedoch, dass der Kaloriengehalt dieses Speiseplans bei richtiger Zubereitung sehr mäßig war. Sabine nahm allmählich ab, und nach einigen Monaten waren die 15 überflüssigen Kilos verschwunden. Jetzt kann sie sich nach einem neuen Badeanzug umsehen.

Eine natürliche Stoffwechselanregung

Diese kohlenhydratreichen Spagettis, Reispilafs, Bohnenchilis, gebackenen Kartoffeln oder Brot haben noch einen anderen Vorteil. Sie regen den Stoffwechsel an und erhöhen Ihre Kalorienverbrennung selbst Stunden nach einer Mahlzeit. Und so funktioniert es: Kohlenhydrate erhöhen die natürliche Produktion zweier Hormone, mit den Namen Schilddrüsenhormon und Noradrenalin, die beide Ihren Stoffwechsel ankurbeln. Das Ergebnis ist ein schnelleres Verbrennen von Kalorien, das automatisch beginnt. Der erhöhte Stoffwechsel ist ca. 30 bis 90 Minuten nach einer Mahlzeit auf seinem Höhepunkt und hält noch Stunden später an.

Hier eine technische Erklärung für diejenigen unter Ihnen, die gerne wissen, was passiert. Ihre Schilddrüse befindet sich am unteren Ende Ihres Halses, unter Ihrem Adamsapfel. Sie entlässt ein schwaches Hormon genannt T_4 ins Blut. Der Name bezieht sich auf die Tatsache, dass vier Jodatome daran gebunden sind. Nahrungsmittel mit hohem Kohlenhydratanteil verwandeln T_4 in ein sehr viel einflussreicheres Hormon, indem es eines dieser Jodatome abspaltet. Das resultierende Hormon, jetzt T_3 genannt, erhöht den Prozess der Kalorienverbrennung in Ihren Zellen genauso, wie das Durchtreten des Gaspedals in Ihrem Auto den Benzinverbrauch erhöht. Deshalb sind Nahrungsmittel mit hohem Kohlenhydratanteil so gut für das Verbrennen von Kalorien.

Diäten mit sehr geringem Anteil an komplexen Kohlenhydraten können das Gegenteil bewirken, indem sie T_4 in ein inaktives Hormon umwandeln, das Revers-T_3 genannt wird und Ihren

Stoffwechsel reduziert, und damit auch Ihre Erfolgschancen.

Die Anregung der Schilddrüse ist nur die halbe Wahrheit Ihrer verbesserten Kalorienverbrennung. Kohlenhydratreiche Nahrungsmittel erhöhen auch Ihre körpereigene Produktion eines anderen Hormones, genannt Noradrenalin, eines nahen Verwandten des Adrenalins. Es fördert Ihre Fähigkeit, Kalorien zu verbrennen.[9]

Deshalb sind Nahrungsmittel mit hohem Kohlenhydratanteil die besten Verbündeten für diejenigen, die versuchen abzunehmen. Sie haben von Natur aus wenig Kalorien, sie können nicht leicht in Körperfett umgewandelt werden und sie kurbeln Ihren Stoffwechsel noch Stunden später an, sodass Kalorien schneller verbrannt werden.

Jetzt kommen wir zum kritischen Punkt: Komplexe Kohlenhydrate finden sich nur in Pflanzen. Getreide wie zum Beispiel Brot, Spagetti und Reis enthalten sie im Überfluss. Das Gleiche gilt für Bohnen und Gemüse. Aber wie schon gesagt, tierische Produkte sind etwas ganz anderes. Es gibt keine komplexen Kohlenhydrate in Huhn, Fisch, Rind, Schwein, Eiern oder Milchprodukten. Je mehr tierische Produkte Sie auf Ihren Teller legen, desto mehr kohlenhydratreiches Gemüse verdrängen Sie von Ihrem Speiseplan. Und noch schlimmer, da Huhn, Fisch und andere tierische Produkte keine komplexen Kohlenhydrate enthalten, können sie die Untätigkeit des Schilddrüsenhormons verursachen und Ihr Stoffwechsel kann sich als Ergebnis verlangsamen. Das ist einer der Gründe, warum die wirksamsten Diäten vegetarische Gerichte verwenden.

Pflanzliche Nahrungsmittel haben einen weiteren Vorteil. Sie enthalten viele Ballaststoffe, die den Lebensmitteln eine feste Struktur verleihen, aber so gut wie keine Kalorien haben. Ballaststoffe sind, was man früher Fasern nannte, bestehend aus dem Teil der Pflanze, der sich der Verdauung im Dünndarm widersetzt. Ihr Wert wurde bis vor kurzem nicht erkannt, und deshalb werden sie oft durch Raffinierungsmethoden herausgefiltert. Das Ergebnis ist weißes Brot anstelle von Vollkornbrot, weißer anstelle von braunem Reis, und Backwaren, die vollgeladen sind mit Kalorien und weniger füllen, als sie sollten.

Ballaststoffe sind ebenfalls nicht in Fisch oder Huhn, oder irgendwelchen anderen tierischen Produkten enthalten. Sie kommen nur in pflanzlichen Produkten vor.

Der Kalorien reduzierende Effekt

Viele Leute glauben immer noch, dass die Anzahl von Kalorien in einem gegebenen Nahrungsmittel ausschlaggebend ist für die dickmachende Wirkung. Zum Beispiel, eine Tasse Reis enthält etwa 220 Kalorien. Drei Scheiben Mettwurst enthalten ebenfalls 220 Kalorien. Deshalb vermuten Sie eventuell, dass beide Nahrungsmittel genau die gleiche Wirkung auf die Taille haben.

Das ist jedoch keineswegs der Fall. Die gleiche Anzahl von Kalorien hat eine sehr unterschiedliche Wirkung, je nachdem ob sie von Mettwurst stammt oder von Reis. Als Regel gilt: Mettwurst macht dick, Reis nicht.

Reis liefert Kalorien, um die Körperfunktionen in Gang zu halten. Theoretisch besteht die Möglichkeit für die ungenutzten Kalorien von Reis, als Fett abgelagert zu werden. Es erweist sich jedoch, dass Reis bedeutend weniger dick macht als die gleiche Menge Mettwurst, andere Fleischsorten oder andere fetthaltige Nahrungsmittel. Reis reduziert – ebenso wie andere an kohlenhydratreiche Nahrungsmittel – Kalorien, die Ihr Gewicht auf natürliche Weise beeinflussen.

Sie können dies als »Kalorien reduzierenden Effekt« ansehen. Eine der interessantesten Entdeckungen in der Forschung über Gewichtskontrolle seit vielen Jahren ist die Tatsache, dass gewisse Nahrungsmittel tatsächlich zum Fettabbau beitragen können.

Der Kalorien reduzierende Effekt besagt nicht, dass Nahrungsmittel keine oder noch weniger Kalorien haben. Er bedeutet, dass Nahrungsmittel, die reich an Kohlenhydraten sind, Ihnen auf drei verschiedene Weisen beim Abnehmen behilflich sein können:

Erstens haben sie von Natur aus eine moderate Menge Kalorien.

Zweitens haben sie nicht die Tendenz, zu Ihrem körpereigenen Fett noch weiteres hinzuzufügen. Wie wir bereits gesehen haben, setzt Ihr Körper die Kohlenhydrate nicht in Fett um, und sollte er es versuchen, dann verbraucht er bis zu 25% Prozent dieser Kalorien während des Umwandlungsprozesses. Das bedeutet, dass von den 200 Kalorien aus 100 g Reis circa 50 Kalorien von Ihrem Körper verbrannt werden, wenn er versucht, diese in Fett umzuwandeln. Ganze Körner zu bevorzugen, wie zum Beispiel Reis, Müsli oder Mais, anstelle von gemahlenem Korn, das in Brot oder Nudeln verwandt wird, ist eventuell eine andere Methode, um weniger Kalorien freizusetzen.

Drittens erhöhen sie Ihren Stoffwechsel, sodass Kalorien schneller verbrannt werden.

Ein weiterer Aspekt des Kalorien reduzierenden Effekts der Kohlenhydrate liegt darin, dass sie das Hungergefühl abstellen.[11] Wenn Ihr Körper signalisiert, dass er genug Kohlenhydrate hat, dann reduziert er das Hungergefühl. Der natürliche Zucker in Früchten hat den gleichen Hunger hemmenden Effekt.

Welche Nahrungsmittel haben den Kalorien reduzierenden Effekt? Wie Sie bereits wissen, kommt er nicht von Fisch, Huhn, Steak oder Eiern, da praktisch keine komplexen Kohlenhydrate in tierischen Produkten enthalten sind. Komplexe Kohlenhydrate finden sich nur in Pflanzen. Getreide, Gemüse und Bohnen sind voll davon.

Viele Menschen, die abnehmen wollen, glauben auch, dass sie mit dem Essen aufhören müssen, bevor sie sich satt gegessen haben. Aber dafür gibt es überhaupt keinen Grund. In der gleichen Weise, wie Ihr Körper Ihnen sagt, wie viel Luft Sie atmen müssen, oder wie viel Sie trinken müssen, teilt Ihnen Ihr Körper mit, wie viel Nahrung er benötigt. Dieser Mechanismus funktioniert wunderbar, wenn Ihre Mahlzeiten aus Nahrungsmitteln mit hohem Kohlenhydratanteil bestehen, und es macht sich bezahlt, darauf zu hören.

Ebenso wie es notwendig ist, Ihrem Hungergefühl zu folgen, ist es wichtig, auf Ihr Sättigungsgefühl zu achten – jenes Gefühl der Völle, das Ihnen sagt, wenn es an der Zeit ist, Schluss zu machen. Das ist das Signal Ihres Körpers, das besagt, es ist an der Zeit, etwas anderes zu tun als zu essen. Wenn Sie dieses Sättigungsgefühl über einen langen Zeitraum immer wieder ignorieren, dann werden Sie zunehmen, ganz egal, was Sie essen. Obwohl ein gelegentliches Gelage mit kohlenhydratreichen Nahrungsmitteln keine in Gewichtszunahme zur Folge haben wird, haben Wissenschaftler der University of Colorado eine Testgruppe beobachtete, die in einem Experiment über einen Zeitraum von zwei Wochen zu jeder Mahlzeit die anderthalbfache Menge an kohlenhydratreicher Nahrung zu sich genommen hatte, und die Forscher stellten fest, dass Nahrungsmittel mit einem hohen Kohlenhydratanteil tatsächlich zu Gewichtszunahme führen können, wenn sie im Übermaß konsumiert werden.[6] Obwohl sie niemals das gleiche Problem darstellen wie Nahrungsmittel mit hohem Fettanteil, ist es doch wichtig, dass Sie sich nach den Signalen, die Ihr Körper sendet, richten. Und das bedeutet, dass Sie essen sollen, wenn Sie Hunger verspüren, und aufhören sollen, wenn Sie satt sind.

30 Nahrungsmittel, die Sie in beinahe unbegrenzten Mengen zu sich nehmen können

Unten aufgeführt sehen Sie 30 Nahrungsmittel, von denen Sie so viel essen können, wie Ihr Herz begehrt. Sofern Sie sich nicht vollstopfen, lange nachdem das Sättigungsgefühl eingesetzt hat, können Sie soviel davon essen, wie Sie wollen. Wie oben aufgeführt sollten Sie auf Ihr natürliches Hunger- und Sättigungsgefühl achten.

Es entspricht der Wahrheit, dass es wesentlich mehr als nur 30 gibt. Beinahe alle pflanzlichen Nahrungsmittel – Körner, Bohnen, Gemüse, und Früchte – haben den Kalorien reduzierenden Effekt. Die hauptsächlichen Ausnahmen sind pflanzliche Nahrungsmittel mit einem hohen Fettanteil wie zum Beispiel Oliven, Avocados, Samen, Nüsse und Nussprodukte. Ein wichtiges Tabu: Genießen Sie den Kalorien reduzierenden Effekt ohne

30 Nahrungsmittel, die Sie essen können		
Ananas	Kidneybohnen	Orangen
Äpfel	Kirschen	Pampelmuse
Bananen	Kohl	Pinto-Bohnen
Blattsalat (alle Sorten)	Linsen	Reis
Blumenkohl	Mais	Schwarze Bohnen
Brokkoli	Melone	Sellerie
Erbsen	Nudeln	Spinat
Gebackene Bohnen		Tomaten
Grüne Bohnen		Weintrauben
Gurken		Weizenbrei
Haferbrei		
Karotten		
Kartoffeln		

Butter, Margarine oder andere ölhaltige Aufstriche – Fette können den Effekt leicht neutralisieren. Vielleicht glauben Sie, dass Sie nicht ohne diese fetthaltigen Nahrungsmittel leben können, aber Sie werden bald sehen, wie leicht es ist.

Das Weglassen von Fetten und Ölen

Jetzt, da wir Nahrungsmittel hinzugefügt haben, die helfen, Kalorien schneller zu verbrennen, kommt der zweite wichtige Schritt zum Abnehmen. Denn wenn die komplexen Kohlenhydrate die Rohmasse bilden, die Ihr Körper benötigt, um eine schlankere Figur zu erhalten, dann können Fette und Öle Ihr Kunstwerk zerstören. Sie haben eventuell den Knochenbau und die wohlgeformten Muskelschichten einer Statue des Michelangelo, jedoch kann sich diese perfekte Figur leicht unter Fett-

schichten verbergen, die sich durch fett- und ölhaltige Ernährung anlagern können.

Fette sind bei weitem die Bestandteile in der Nahrung, die die
meisten Pfunde zusetzen. Wie schon gesagt enthalten Fette
mehr als das Doppelte an Kalorien, verglichen mit Kohlenhydraten. Das gilt für Hühnerfett, Rinderfett, Fischöl, pflanzliches
Öl und alle anderen Arten. Sie stecken voll von Kalorien und
haben keinen positiven Einfluss auf Ihre Fähigkeit, Kalorien zu
verbrennen.[12] Zusätzlich dazu haben Forscher herausgefunden,
dass fettige Nahrungsmittel den Appetit anregen können, und
somit Leute dazu verleiten weiterzuessen, obwohl sie satt sind.[13]

Es gibt verschiedene Arten von Fett. Die Hauptkategorie, die
Ernährungswissenschaftler beobachten, sind die gesättigten
Fettsäuren, die oftmals in tierischen Produkten enthalten sind,
und die ungesättigten Fettsäuren, die hauptsächlich in pflanzlichen Produkten vorkommen. Die gesättigten Fettsäuren sind
schlecht für Ihr Herz, aber was die Gewichtskontrolle anbelangt,
so müssen wir uns mit sämtlichen Fetten und Ölen auseinandersetzen. Sie alle haben denselben Kaloriengehalt: neun
Kalorien pro Gramm Fett.

Es ist erstaunlich, wie viel Fett wir auf unsere Teller laden.
Ungefähr 35 bis 40 Prozent aller Kalorien, die die meisten Menschen in westlichen Ländern täglich zu sich nehmen, stammen
von Fett. Ein typisches Mahl mit 2.000 Kalorien enthält circa 700
bis 800 Fett- und Ölkalorien. Indem Sie diese Kalorien auslassen, können Sie Hunderte von Kalorien vermeiden. Mit anderen
Worten, Sie können mehr essen und weniger Kalorien zu sich
nehmen, als Sie es könnten, wenn Ihre Mahlzeiten einen hohen
Fettanteil hätten.

Forscher der Cornell University veröffentlichten vor kurzem
die Ergebnisse eines faszinierenden Experiments. Sie gaben
Freiwilligen mehrere Wochen lang verschiedene Speisepläne.
Sie stellten fest, dass diejenigen, deren Speisepläne fettarm und
reich an Kohlenhydraten waren, konstant abnahmen, ohne die
Portionen einschränken zu müssen. Aber diejenigen, die fetthaltige Nahrung zu sich nahmen, konnten nicht einmal effektiv
abnehmen, selbst wenn sie kleine Portionen aßen.

Wenn Sie die gewöhnlichen 35 bis 40 Prozent Fettgehalt pro Mahlzeit auf 10 bis 15 Prozent reduzieren, dann ist das eine einfache und doch wirksame Methode zum Abnehmen. Das geht Hand in Hand mit dem negativen Kalorieneffekt. Wenn Sie sich hauptsächlich von Nahrungsmitteln mit hohem Kohlenhydratanteil ernähren <u>und</u> zusätzlich die Fette und Öle auf ein Minimum reduzieren, dann sind Sie auf dem Weg zum Erfolg. Wenn Sie jedoch fett- und ölhaltige Nahrungsmittel mit untermischen, dann kann das den Kalorien reduzierenden Effekt neutralisieren. Deshalb sollten Sie Nahrungsmittel mit hohem Kohlenhydratanteil und außerdem ein Minimum an Fetten zu sich nehmen.

Machen Sie es sich zur Gewohnheit, Fette zu suchen und zu finden, halten Sie Ausschau nach den zwei Formen, in denen sie vorkommen: tierisches Fett und pflanzliche Öle. Schauen wir uns beide einmal genauer an.

Tierische Fette

Tierische Fette wurden von der Natur entwickelt, um einen Hauptzweck zu erfüllen: Tieren das Speichern von Kalorien zu ermsglichen. Wenn Sie tierische Fette zu sich nehmen, dann essen Sie diese konzentrierten, aufgespeicherten Kalorien. Es findet sich nicht nur an der Außenseite von Fleisch. Das Fett zieht sich auch durch den mageren Teil, wie Wasser, mit dem ein Schwamm vollgesaugt ist. Das gilt genauso für Huhn und Pute wie für Rind und Schwein. Mit jedem Stück Fleisch, das Sie essen, verzehren Sie das Fett von jemand anderem, und das kann sich in Fett an Ihrem Körper ansetzen. Lassen Sie uns zu Stefan und Susanne zurückkehren, die gerade Spagetti kochen – oder besser gesagt, wo Stefan mit einem Kochhut herumalbert und Susanne die Spagetti kocht. Sie bereitet außerdem ein bisschen Gemüse zu und öffnet eine Weinflasche. Viele Leute glauben, dass Nudeln dick machen, aber dabei haben 100 g Spagetti mit 50 ml Tomatensauce nur ca. 200 Kalorien. Denn vergessen Sie nicht, dass Spagetti aus Weizen bestehen, und deshalb voll mit komplexen Kohlenhydraten sind und nur 4 Prozent Fett haben. Hätte Susanne jedoch Stefans Rat befolgt und Hackfleisch in die Sauce getan, dann wäre Folgendes passiert: Die Spagettimahlzeit hätte auf einmal 365 Kalorien gehabt. Das Fett in Hackfleisch enthält jede Menge konzentrierter Kalorien.

Hier ein anderes Beispiel: 50 g Kartoffelbrei haben nur 70 Kalorien. Fügen Sie jedoch einen Eßlöffel Butter hinzu, was passiert dann? Das kleine bisschen Butter macht ganze 108 Kalorien aus, und die Gesamtkalorien steigen auf 178. Fetthaltige Aufstriche haben viele Kalorien, nicht jedoch Kartoffeln, Spagetti, Brot, usw., die einen hohen Anteil an Kohlenhydraten haben.

Dr. T. Colin Campbell ist verantwortlich für die Chinesische Gesundheitsstudie, ein großes und noch andauerndes Forschungsprojekt. Die meisten chinesischen Bevölkerungsgruppen ernähren sich hauptsächlich von Reis oder Nudelgerichten und jeder Menge Gemüse, jedoch wenig tierischen Produkten. Daraus resultieren Gerichte, die wenig Fett und viel Kohlenhydrate haben. Dr. Campbells Forschungsteam hat herausgefunden, dass Chinesen, obwohl sie durchschnittlich mehr Nahrung als »Westler« zu sich nehmen, trotzdem schlanker bleiben. Das kommt zum Teil daher, dass Ihre Ernährung fettarm ist und auf pflanzlichen Lebensmitteln basiert, und zum Teil daher, dass Sie sich körperlich mehr betätigen, eine Tatsache, mit der wir uns noch näher auseinandersetzen werden.

Tierische Fette enthalten eine Unmenge von Kalorien, die dem Körper nichts Gutes tun und ihm sogar schaden, angefangen von der Förderung von Herzerkrankungen bis zur Erhöhung des Krebsrisikos, und natürlich außerdem der Gewichtszunahme. Sehen Sie sich einmal den Fettgehalt verschiedener Nahrungsmittel in der Tabelle 1 an, die den Anteil in Prozenten statt in Gramm angibt. Das ist ein entscheidender Unterschied. Milch hat zum Beispiel 3,3 Prozent Fett dem Gewicht nach, da sie voll von Wasser ist. Aber wenn Sie sie trinken, dann sondert Ihr Körper das Wasser davon ab, und die übrige Milch enthält sehr viel Fett – 49 Prozent der Milchkalorien stammen von Fett, um genau zu sein. Milch mit zwei Prozent Fett der Menge nach

Tabelle 1. Fettvergleich: Pflanzliche und tierische Produkte

Pflanzliche Produkte	Tierische Produkte
Blumenkohl 6%	Ei, frisch 64%
Brokkoli 8%	Hüttenkäse »2%« 20%
Erbsen 3%	Heilbutt 19%
Gebackene Bohnen (veg.) 4%	Huhn, weiß, ohne Haut 23%
Karotten 3%	Lachs aus dem Atlantik 40%
Kartoffeln < 1%	Lamm, mager 34%
Mais 5%	Milch »2%« 35%
Melone 6%	Pute, im Ofen gebraten 21%
Orange 1%	Rind (Lendenspitze) 29%
Reis < 1%	Rind (Lendenstück) 38%
Schwarze Bohnen 4%	Schwertfisch 30%
Spagetti 4%	Tunfisch 16%
Spinat 7%	Vollmilch 49%
Weizenbrei 4%	Wild, mager 29%

Die angegebenen Zahlen sind die Prozentzahlen der Fettkalorien.
Quelle: J. A. T. Pennington. Bowes and Church's Food Values of Portions Commonly Used. (New York: Harper and Row, 1989).

hat in Wirklichkeit ungefähr 35 Prozent Fett als Kalorienanteil. Sie ist in Wirklichkeit alles andere als ein fettarmes Produkt.

McDonald's macht Werbung für seinen McLean-De Luxe Hamburger und sagt, dass er zu »91 Prozent fettfrei« ist, was bedeutet, dass neun Prozent Fett sind. Ausgedrückt als Prozentsatz der Kalorien, und das ist, worauf Ernährungswissenschaftler achten, hat der McLean-De Luxe jedoch 49 Prozent Fett, was man wohl kaum empfehlen kann. Selbst die so genannten »mageren« Stücke vom Rind kommen nicht einmal in die Nähe der wahren fettarmen Nahrungsmittel – Bohnen, Getreide, Ge-

37

müse und Früchte – von denen die meisten weniger als 10 Prozent Fett haben. Das Problem bei Fleisch, einschließlich Geflügel und Fisch, ist, dass sie aus Muskeln bestehen, und Muskeln bestehen aus Eiweiß und Fett.

Werbeträger sagen manchmal, dass Huhn ein fettarmes Nahrungsmittel ist. Stimmt das? Es spielt keine Rolle, wie Sie das Huhn zubereiten, sein Kaloriengehalt kann nicht unter den der wahren fettarmen Lebensmittel sinken, da Huhn wie alle anderen Fleischarten von Fett durchzogen ist. Während Bohnen und Reis nur jeweils vier und ein Prozent Fett beinhalten, hat Huhn über 20 Prozent Fettgehalt, und das selbst, nachdem Sie die Haut weglassen.

Einige Menschen essen Fisch in der Hoffnung, dass die Omega-3-Fettsäuren, die im Fischöl enthalten sind, ihren Cholesterinspiegel verringern können. Es entspricht der Wahrheit, dass Fisch die Triglyceride verringern kann, aber nicht, dass er den Cholesterinspiegel senken und damit auch Herzerkrankungen vorbeugen kann. Wissenschaftler aus Harvard fanden während einer Studie, die die Rate von Herzinfarkten an 44.895 Männern untersuchte, die im Gesundheitsbereich arbeiten, heraus, dass diejenigen Männer, die viel Fisch aßen, sogar weitaus mehr Probleme mit dem Herzen hatten als die, die selten Fisch zu sich nahmen.[14] Glücklicherweise sind die Nahrungsmittel mit dem Kalorien reduzierenden Effekt gut für die schlanke Linie und reduzieren den Cholesterinspiegel. Da sie von Pflanzen stammen, enthalten sie kein Cholesterin.

Fischöle sind genauso fettig wie jedes andere Fett, mit neun Kalorien pro Gramm. Obwohl die meisten Fischarten einen ähnlichen Fettgehalt haben wie andere tierische Produkte, gibt es auch welche, die einen geringeren Anteil haben. Das ändert jedoch nichts an der Tatsache, dass man sie immer noch nicht empfehlen kann. Vergessen Sie nicht, dass Fisch keine komplexen Kohlenhydrate und keine Ballaststoffe enthält, und die Tendenz hat, Nahrungsmittel, die sie enthalten vom Speiseplan zu verdrängen. Wie schon gesagt haben Diäten, die aus Nahrungsmitteln mit einem geringen Kohlenhydratanteil bestehen, die Tendenz, die Produktion des Schilddrüsenhormons zu hemmen, und das hilft Ihrem Stoffwechsel überhaupt nicht. Alle Fischprodukte enthalten außerdem Cholesterin, und das Eiweiß kann andere Probleme verursachen, wie wir bald sehen werden.

Zusammengefaßt lässt sich sagen, dass Fleisch, Geflügel und Fisch für denjenigen, der Gewichtsprobleme hat, zwei Probleme mit sich bringen. Erstens sind sie wie alle anderen Muskeln mit Fett durchzogen, und dort konzentrieren sich die Kalorien. Zweitens verdrängen sie die komplexen Kohlenhydrate von Ihrem Speiseplan, und stattdessen essen Sie das im Muskelgewebe enthaltene Eiweiß und Fett. Das erste Rezept zum Abnehmen ist daher ein Begriff, der mit V anfängt: Vegetarische Nahrungsmittel sind bei weitem die Erfolg versprechendsten im Bereich der Gewichtskontrolle. Wie Sie wahrscheinlich gehört haben, haben sich vegetarische Nahrungsmittel auch bewährt, was die Heilung von Herzerkrankungen anbelangt sowie die Vorbeugung gegen Krebs; und sie helfen außerdem, Diabetes und Bluthochdruck zu kontrollieren, oder, wie in manchen Fällen, die beiden letzteren zu heilen.

Zurück zu Stefan und Susanne, die in der Küche sind und ein paar Tacos zubereiten. Oder, besser gesagt, Susanne vergleicht zwei Rezepte für die Füllung, während Stefan einen Sombrero von Cancun aufhat und herumalbert. Eine Füllung wird mit Hackfleisch zubereitet, die andere mit Bohnen. Hackfleisch enthält ca. 60 Prozent Fett, und 30 g Hackfleisch haben ca. 225 Kalorien. Bohnen sind sehr fettarm – weniger als 5 Prozent – und 30 g enthalten nur etwa 80 Kalorien. Indem Susanne Stefans Rat überhört und die Bohnen anstelle des Hackfleischs zubereitet, reduziert sie den Kaloriengehalt dieser Mahlzeit um beinahe zwei Drittel.

Pflanzliche Fette

Pflanzliche Fette haben einen guten Ruf, da sie kein Cholesterin und nur wenig gesättigte Fettsäuren enthalten. Deshalb sind sie eine gesündere Wahl als tierische Fette. Was aber ihren Kaloriengehalt angeht, so haben sie den gleichen wie alle anderen Fettarten.

Eine Kartoffel hat zum Beispiel nur sehr wenig Kalorien und nur ca. 1 Prozent Fett. Wird sie gebacken, so werden keine zusätzlichen Fette hinzugefügt. Schneidet man sie jedoch in Streifen, um Pommes frites zu machen, und frittiert sie in Öl, dann geht der Fettgehalt um bis zu 47 Prozent hoch, und der Kaloriengehalt nimmt um beinahe das Dreifache zu. Ähnlich ist es, wenn Sie einen in Öl gebackenen Berliner (50%) mit einem Brötchen (8%) vergleichen, das nicht in Öl gebackenen wurde. Der Berliner hat am Ende bis zu sechsmal mehr Fett!

Das Fett auf Ihrem Teller trägt ohne weiteres zu Ihrem Körpergewicht bei. Und während Ihr Körper fast ein Viertel der Kalorien aus Kohlenhydraten verbrennt, wenn er sie in Fett umsetzt, wandern die Fettkalorien fast ungehindert direkt auf die Hüften und Schenkel.

Sie verursachen außerdem andere Probleme. Fett in Nahrungsmitteln erhöht das Risiko für Krebs in mehreren Bereichen Ihres Körpers (Brust, Darm, Prostata und anderen), sowie für Herzerkrankungen, Diabetes, Gallensteine und andere schwere Erkrankungen. Obwohl tierische Fette die schlimmsten sind, können auch pflanzliche Öle zu Gesundheitsproblemen beitragen.

Wir benötigen einen winzigen Anteil an Fett in unserer Ernährung. Wir brauchen jedoch nur Bruchteile dessen, was die meisten von uns täglich zunehmen. Ein kleiner Fettanteil kommt in Körnern und Gemüsearten vor. Und das ist alles, was der Körper benötigt. Kinder können (und sollten vielleicht auch) ein bisschen mehr Fett zu sich nehmen. Muttermilch hat von Natur aus einen höheren Fettanteil, um den Ansprüchen von Säuglingen gerecht zu werden. Der natürliche Prozess des Absetzens eliminiert diesen Nährstoff, wenn er nicht mehr länger benötigt wird.

Andi: Dem Fett abschwören

Andi arbeitete in einem Computerraum an der Uni, und Kartoffelchips, Popcorn mit Butter, Nussnougataufstrich und Huhn gehörten zu seinem Mittagessen. Er war ziemlich schlank, bis er 25 wurde. Danach wurde seine Taille immer fülliger. Mit 40 hatte er 15 Kilo Übergewicht. Das tägliche Konsumieren von fetthaltigen Nahrungsmitteln hatte einen voraussehbaren Effekt.

Er versuchte es mit kalorienarmen Diäten, konnte sich aber nicht an sie halten. Deshalb ging er zu einem professionellen Schlankheitscenter in der Nähe seines Wohnortes in der Hoffnung, dass das mehr Erfolg haben würde. Das wurde jedoch recht teuer und brachte auch nicht mehr Erfolg als die Diäten, die er auf eigene Faust ausprobiert hatte.

Er las von der Methode, die in diesem Buch beschrieben wird, und fand, dass es logisch klang. Obwohl er sich nicht sicher war, ob er seine Essgewohnheiten für immer ändern wollte, versuchte er es für drei Wochen. Er konnte essen, so viel er wollte, hielt sich jedoch strengstens fern von jedweden Fetten, Ölen, Margarinen, Salatdressings und allen Fleischarten und Milchprodukten. Nach drei Wochen hatte er 7 Pfund abgenommen. Das war ein gutes Ergebnis für den Anfang, und er stellte außerdem fest, dass er den Appetit auf fetthaltige Nahrungsmittel verloren hatte, und er begann, sie als einen Auslöser für seine Gewichtsprobleme zu sehen. Deshalb entschied er sich, weitere drei Wochen auf die neue Weise zu essen. Er nahm weitere 5 Pfund ab. Einen Monat später hatte er nochmals 5 Pfund abgenommen, und er verlor weiter an Gewicht, bis er das Gewicht erreicht hatte, das er während seiner Ausbildung hatte. Seine Freundin folgte derselben Methode, und ihr Gewicht ging von 75 kg auf 60 kg runter.

Seine Arbeitskollegen nahmen allmählich wahr, wie er seine Essgewohnheiten geändert hatte, und wie sich das auf sein Aussehen übertragen hatte. Einer seiner Arbeitskollegen, Michael, der 140 kg wog, entschied sich, die gleiche Methode anzuwenden und verlor 60 kg.

Befreien Sie sich vom Fett in Nahrungsmitteln

Ein fettarmer Speiseplan ist das Rezept für einen schlanken und gesunden Körper. Die wirkungsvollsten Gerichte zur Gewichts-kontrolle eliminieren die tierischen Produkte und halten die pflanzlichen Öle auf dem Minimum. Natürlich braucht es seine Zeit, bis man sich daran gewöhnt hat. Leider kann Fett fast wie eine Droge wirken. Während des ersten Monats, nachdem Sie Huhn, Hamburger und Kartoffelchips von Ihrem Speiseplan ver-bannt haben, werden Sie immer wieder Heißhunger auf sie ver-spüren. Seien Sie deshalb auf der Hut. Es ist einfacher, sie ganz wegzulassen als immer weniger davon zu essen. Ein bisschen später werde ich Ihnen ein paar Tipps und genug Rezepte geben, die das einfach machen.

Fettersatz

Seit kurzem liest man in den Zeitungen von chemisch erzeug-ten Fettersatzstoffen. Simplesse wird von der Firma Nutra-Sweet aus Protein erzeugt, das auf der Zunge die Textur von Fett simuliert. Da Simplesse durch Erhitzung seine Konsistenz ändert, ist es ausschließlich in Speisen verwendbar, die nicht gebacken oder gebraten werden. Olestra ist ein Rohrzucker-Polyester und wird von Procter & Gamble hergestellt. Es soll wie Fett schmecken und sich auch so anfühlen, ist aber unverdau-bar und wird vom Körper nicht absorbiert. Ich kann mich für diese Produkte einfach nicht begeistern. Wie bei den chemi-schen Süßstoffen bleibt ihre Unschädlichkeit zweifelhaft. Manche behaupten, dass Olestra Krebs und Lebererkrankungen hervorrufen kann. Außerdem verstärken sie das Verlangen nach Fett anstatt zu helfen, sich davon zu befreien.

Wie steht's mit Alkohol?

Allgemein werden Gesundheitsempfehlungen mit Alkohol in Zusammenhang gebracht. Geringer Alkoholkonsum – ein oder zwei Drinks pro Tag – führt nicht zu Herzproblemen. Andererseits erhöhen auch geringe Mengen Alkohol das Risiko von Brustkrebs und Fehlgeburten. Und natürlich trägt Alkohol, wenn er nicht mäßig getrunken wird, zu vielen anderen ernsten Gesundheitsproblemen bei, die von Unfällen bis Krebs, Herzerkrankungen, Nervenerkrankungen und Verdauungsproblemen reichen. Welche Wirkung hat Alkohol auf die Linie? Es ist kein Geheimnis, dass Alkohol dick macht. Menschen, die regelmäßig Bier, Wein oder Cocktails trinken, nehmen eine große Menge zusätzlicher Kalorien zu sich.

Kalorien in Alkoholischen Getränken	
Wein (113 ml)	85
Diätbier (330 ml)	100
Bier (330 ml)	150
100 ml normalstarker Gin, Rum, Wodka oder Whisky	124

Der Kaloriengehalt ist bei Alkohol jedoch nicht das einzig Wichtige. Der ausschlaggebende Punkt ist: Alkohol vermehrt die Anzahl der Kalorien, die Sie zu sich nehmen, und kann nicht an deren Stelle treten. Zum Beispiel: Wenn Sie heute vor dem Abendessen vier Brotsticks essen, werden Sie zum Abendessen etwas weniger essen. Sie würden ungefähr die 150 Kalorien weniger essen, die Sie vorher mit dem Brot zu sich genommen haben. Alkohol scheint indessen nicht den gleichen »Ausgleichsmechanismus« hervorzurufen.[3] Wenn Sie ein Bier trinken anstelle die Brotsticks zu essen, dann nehmen Sie zwar in beiden Fällen 150 Kalorien zu sich, doch werden die vom

Alkohol stammenden Kalorien nicht dadurch aufgewogen, dass Sie später weniger essen. Die Kalorien im Alkohol werden auf die Speisen aufgeschlagen. Und was noch schlimmer ist, der Alkohol kann die Geschwindigkeit, mit der Ihr Körper Kalorien verbrennt, beeinträchtigen.

Süßigkeiten und Süßwaren

Konzentrierter Zucker, wie zum Beispiel in Bonbons, ist einfach ein Klumpen der einfachsten Form von Kohlenhydraten, dem natürliche Ballaststoffe und Wasser entzogen wurden. Folglich sind sie eine ebenso konzentrierte Form von Kalorien wie kohlenhydrathaltige Nahrungsmittel. Wenn Sie große Mengen zuckerhaltiger Speisen zu sich nehmen, wie zum Beispiel Süßigkeiten und Limonaden, dann führen Sie Ihrem Körper mehr Kalorien zu, als er benötigt. Trotz allem ist Zucker bei weitem nicht so kalorienreich wie Fett. Sofern Sie nicht überwachen, wie viel Fett Sie essen, brauchen Sie sich wegen des Zuckers keine Sorgen machen.

Oftmals ist Zucker nicht das Hauptproblem bei Süßigkeiten. In Plätzchen, Torten und Kuchen ist im Allgemeinen auch eine große Menge Fett enthalten. Von den 540 Kalorien, die in 100 g Sahneeis mit Vanillegeschmack enthalten sind, sind 57 Prozent Fett. Fünfzig Prozent der Kalorien in Bitterschokolade stammen von Fett. Eine kleinere Portion Schokoladenkuchen hat 250 Kalorien, von denen 40 Prozent Fettkalorien sind. Zwei Kekse mit Schokolade haben 130 Kalorien, von denen 42 Prozent von Fett stammen. Bei der Wahl von süßen Lebensmitteln ziehen Sie am besten die mit dem geringsten Fettgehalt vor. Wie wär's mit Obst zum Nachtisch?

Lassen Sie künstliche Süßstoffe weg. Zum einen sind sie kein Ersatz für die Faktoren, die wir in diesem Buch vorstellen. Zum anderen, was gewinnen Sie damit? Wenn Sie den Zucker mit künstlichem Süßstoff ersetzen, dann spart Ihnen das ganze 16 Kalorien. Nur zwei Gramm Fett haben mehr Kalorien. Damit soll nicht gesagt sein, dass Sie Zucker essen sollen, sondern nur, dass Süßstoff von den wahren Diätfragen ablenkt, die für die meisten Menschen mit einem zu hohen Fettgehalt und zu wenig komplexen Kohlenhydraten und Ballaststoffen auf ihrem Speisezettel zusammenhängen.

Noch wichtiger ist, dass Süßstoffe Risiken beinhalten können. Medizinische Gutachten verbinden Aspartam mit vielfältigen Auswirkungen auf das Gehirn. Kopfschmerzen kommen häufig vor, und zur Zeit wird in medizinischen Kreisen diskutiert, ob Aspartam epileptische Anfälle bei Erwachsenen verursachen kann, oder andere Einflüsse auf das Gehirn bei Kindern, einschließlich noch ungeborener Babys im Mutterleib, hat. Während die Toxikologen ihre Schlacht verbal austragen, sehe ich keinen besonderen Wert in künstlichen Süßstoffen.

Wie steht es mit Veranlagungen?

Manche Menschen glauben eventuell, dass sie aufgrund erblicher Veranlagungen sowieso nichts unternehmen können, um abzunehmen. Falsch. Obwohl Erbanlagen, die von Eltern an ihre Kinder weitergegeben werden, großen Einfluss nehmen, so geben wir unseren Kindern nicht nur DNA mit. Wir liefern ihnen darüber hinaus Rezepte. Wir vermitteln ihnen Vorlieben für eine Reihe von Nahrungsmitteln. Darüber hinaus geben wir ihnen unsere Einstellung zu körperlichen Aktivitäten, Gesundheit und dem erstrebenswerten Aussehen unseres Körpers mit auf den Weg. Mit anderen Worten, was wir auf erbliche Veranlagungen abschieben, ist eventuell das Ergebnis von Essveranlagungen, die von Generation zu Generation weitergegeben wurden. Diese können wir ändern, wenn wir wollen. Welche erblichen Anlagen uns auch zuteil wurden, es gibt immer Schritte, die wir unternehmen können, um unser Körpergewicht zu ändern.

Wir neigen dazu, die Figur unserer Eltern zu erben. Wenn Ihre Eltern eine apfelähnliche Figur haben, bei der sich das Gewicht auf Brust und Unterleib konzentriert, dann ist es wahrscheinlich, dass auch Sie eine apfelähnliche Gestalt haben. Wenn sie dagegen »Birnen« sind, die ihr Gewicht auf Hüften und Oberschenkel konzentrieren, ist es naheliegend, dass auch Sie eine birnenförmige Figur haben. Es gibt eine Vielfalt von Varianten, was die Figur betrifft. Der Umfang ist leichter zu beeinflussen als die Figur. Wenn sich Ihr Gewicht auf die Hüften konzentriert, dann können Sie durch Abnehmen zu einer mageren »Birne« werden, aber Sie behalten die birnenförmige Figur.

Messen Sie Ihr Gesundheitsrisiko

Es ist leichter, die extra Pfunde um die Taille zu verlieren als die an den Hüften. Es ist jedoch eine gute Idee, Gewicht hier zu reduzieren, da es eine größere Tendenz hat, Ihrer Gesundheit zu schaden als das Gewicht an Hüften und Oberschenkeln. Die Folgen können Herzerkrankungen, Krebs, Diabetes, hoher Blutdruck sowie vieles andere sein. Um festzustellen, ob Ihre Gesundheit durch Übergewicht gefährdet ist, messen Sie Ihren Taillen- und Hüftumfang am weitesten Punkt.

Männer: Ein erhöhtes Risiko besteht, wenn Ihr Taillenumfang größer ist als Ihr Hüftumfang.
Frauen: Gesundheitsrisiken treten auf, wenn Ihr Taillenumfang mehr als 80 Prozent Ihrer Hüftmaße ist.

Wenn Sie die Schwelle zum Risiko überschritten haben, dann ist Ihr Gewichtsproblem nicht mehr ein rein kosmetisches. Es steuert in bedeutendem Maße zu einem großen Spektrum von Gesundheitsproblemen bei.

Zusammenfassung von Grundbegriffen

Lassen Sie uns die Grundbegriffe wiederholen, die wir bis jetzt behandelt haben. Der Kalorien reduzierende Effekt stammt von Nahrungsmitteln, die einen hohen Kohlenhydratgehalt haben und fettarm sind: Getreide, Bohnen, Gemüse und Obst. Komplexe Kohlenhydrate können nicht direkt zu Ihrem Körperfett beitragen und erhöhen außerdem Ihre Fähigkeit, Kalorien zu verbrennen. Ihre Vorteile auszunutzen und sich gleichzeitig von Fetten und Ölen fernzuhalten ist eine wirkungsvolle Kombination.

Am besten fangen Sie damit an, tierische Produkte zu vermeiden, da sie nie irgendwelche komplexen Kohlenhydrate odcr Ballaststoffe enthalten und gewöhnlich einen hohen Fettanteil haben. Meiden Sie pflanzliche Öle, raffinierte Zucker und Alkohol ebenfalls so weit wie möglich.

Es besteht keine Veranlassung, Ihre Portionen einzuschränken, sofern Sie nicht weit über das Sättigungsgefühl hinaus essen.

Es besteht außerdem kein Grund, Ihre Essgewohnheiten für den Rest Ihres Lebens zu ändern. Das ist nicht nötig. Versuchen Sie es für drei Wochen, und wenn Sie es mögen, dann bleiben Sie dabei. Aber um das gesetzte Ziel zu erreichen, dürfen Sie nicht von den Richtlinien abweichen. Indem Sie Huhn oder Pommes frites mit auf Ihren Speisezettel setzen, verlangsamen Sie den Prozess und geben den ungesunden Nahrungsmitteln, die so viele Gewichtsprobleme verursachen, eine Chance, sich wieder auf Ihren Speiseplan zu schmuggeln. Geben Sie sich selbst die besten Chancen.

Testen Sie Ihr Wissen!

Versuchen Sie sich an diesen Fragen. Die Antworten sind unten stehend aufgeführt.
1. Nahrungsmittel mit hohem Kohlenhydratanteil sind unumgänglich, um das Gewicht über einen langen Zeitraum hinweg zu kontrollieren. Welches Nahrungsmittel der aufgeführten Paare hat mehr Kohlenhydrate?
   a. Fischfilet oder Brokkoli
   b. Brot oder Rindfleisch
   c. Milch oder eine Kartoffel
   d. Käse oder Reis
2. Welches Nahrungsmittel der aufgeführten Paare hat den geringeren Fettgehalt?

a. Brathühnchen oder geschmorter Lendenbraten
b. Magerstes Rindfleisch oder magerstes Hühnchen
c. Magerstes Hühnchen oder gebackene Bohnen ohne Fleisch
d. Magerstes Fleisch oder Reis
e. Magerstes Hühnchen oder Kartoffeln
f. Spagetti mit Tomatensauce oder Spagetti mit Fleischklößchen
g. Gebackene Kartoffeln oder Pommes frites
h. Krapfen oder Brötchen

Antworten:

1. Die angegebenen Zahlen sind Prozentanteile der Kalorien aus Kohlenhydraten:
   a. Der Unterschied ist wie Tag und Nacht. Brokkoli hat 78% Kohlenhydrate. Fisch hat überhaupt keine Kohlenhydrate.
   b. Einfach, oder? Brot hat 75% Kohlenhydrate. Rindfleisch hat gar keine Kohlenhydrate.
   c. Eine Kartoffel besteht aus 93% Kohlenhydrate. Milch hat 30 % Kohlenhydrate in Form von Laktose.
   d. Reis hat wesentlich mehr Kohlenhydrate (89%) als Käse (1 %).
2. Die in Klammern stehenden Zahlen geben den Prozentanteil der Fettkalorien an:
   a. Geschmorter Lendenbraten (38%) hat einen geringeren Fettanteil als Brathühnchen (50%), doch beides sind hochfette Nahrungsmittel.
   b. Magerstes Hühnchen enthält etwa 20% Fett, d.h. weniger als das magerste Rindfleisch (29%), jedoch haben beide einen hohen Fettgehalt im Vergleich zu Getreide, Bohnen, Gemüse und Obst.
   c. Gebackene Bohnen ohne Fleisch (4% Fett) haben einen bedeutend geringeren Fettgehalt als das magerste Hühnchen (20%).
   d. Reis (0,8%) hat einen viel geringeren Fettgehalt als das magerste Rindfleisch (29% Fett).

e. Kartoffeln (1%) haben einen bedeutend geringeren Fettgehalt als das magerste Hühnchen (20% Fett).

f. Spagetti mit Tomatensauce (6%) enthalten viel weniger Fett als Spagetti mit Fleischklößchen (23%).

g. Eine gebackene Kartoffel (1%) enthält viel weniger Fett als Pommes frites (47%)

h. Ein Brötchen (8%) enthält viel weniger Fett als ein Krapfen (50%).

3 Zwanghaftes Essen und Essgelüste

Die meisten übergewichtigen Menschen essen nicht zu viel. Viele essen sogar <u>weniger</u> als schlanke Menschen und ihre Gewichtsprobleme stammen eher von der Art Nahrungsmittel, die sie essen, als von der Menge. Einige Menschen haben jedoch die Tendenz, selbst dann weiterzuessen, wenn sie schon lange gesättigt sind. Sollten Sie sich dabei ertappen, dann können Sie lernen, wie Sie dieses Verhalten ändern können.

Wie wir bereits sahen, ist ein wichtiger Grund des Überessens das Phänomen der Zurückhaltung, was einfach bedeutet, dass Sie nach einer Zeit des Abnehmens mit einer sehr kalorienarmen Diät Heißhunger verspüren werden. Jeder kann davon betroffen werden, selbst diejenigen, die nie eine Tendenz zu Heißhunger oder Überessen aus psychologischen Gründen hatten. Um das zu verhindern, muss man natürlich die Finger von Diäten mit sehr wenigen Kalorien lassen.

Essen als Antwort auf Emotionen

Einige Menschen essen, wenn sie viel Stress haben. Depressionen, Angst, verletzte Gefühle oder Traurigkeit werden mit einem Gang zum Kühlschrank beantwortet. Fragen Sie sich:
- Reagieren Sie auf Stress, Wut oder Traurigkeit mit Essen?
- Verändern Sie Ihre Essgewohnheiten, wenn Sie mit anderen Menschen zusammen sind?
- Verstecken Sie Nahrungsmittel?

- Essen Sie, obwohl Sie keinen Hunger verspüren?
- Snacken Sie den ganzen Tag?
- Bestellen Sie mehr als ein Gericht in einem Restaurant?

Sollten Sie irgendeine dieser Fragen mit ja beantwortet haben, dann ist dieses Kapitel vielleicht interessant für Sie. Glauben Sie bloß nicht, dass Sie sich in die Tiefen Ihrer Psyche stürzen müssen, um dieselbe neu zu ordnen. Alles, was Sie im Moment tun müssen, ist einen Plan zu erstellen, um Ihren durch Emotionen ausgelösten Essgelüsten vorzubeugen.

Rechnen Sie damit, dass Sie von Zeit zu Zeit wütend oder traurig werden oder Frustration verspüren, ob Sie es wollen oder nicht. Lernen Sie, ein anderes Ventil für diese Gefühle zu finden. Ist da jemand, mit dem Sie sprechen können, oder den Sie anrufen können? Wenn Nahrungsmittel Ihnen helfen, welche anderen Aktivitäten geben Ihnen ein ähnliches Gefühl? Gibt es zum Beispiel gewisse Orte, Fotos, Bücher oder Kleider, die Ihnen helfen, sich zu beruhigen? Ein langer Spaziergang an einem See oder anderen Plätzen in der Natur können helfen. Oder vielleicht ein Besuch im Fitnesscenter.

Treten Sie Ihren Emotionen in einer Weise entgegen, die Sie vom Essen ablenkt. Wenn Sie sich zum Beispiel mit einem Freund treffen wollen, dann verabreden Sie sich mit jemandem, der nicht viel isst und machen Sie einen Treffpunkt aus, wo niemand isst – treffen Sie sich in einem Park oder Büro anstatt in einem Restaurant. Beginnen Sie eine Mahlzeit zuerst mit gesunden Nahrungsmitteln.

Essen Sie aus Langeweile? Wir brauchen viele Arten von Nahrung: Freunde, intellektuelle Herausforderungen, körperliche Aktivitäten, Liebe, Aufgaben und Erfolge in unserem Leben, Erholung und Schlaf. Wenn diese fehlen, dann kann Essen ein Ersatz werden. Nimmt Essen einen leeren Platz ein?

Wenn Sie sich sagen hören, dass »ich mich überesse, es jedoch tue, weil es mir so gut schmeckt«, dann sollten Sie vielleicht mal unter die Lupe nehmen, was Sie sonst mit Ihrer Zeit anfangen. Sollte Ihr Leben voll Langeweile sein, dann kann es durchaus sein, dass Essen die interessanteste Rolle darin spielt.

Es ist wichtig zu erkennen, was Sie davon abhält, sich anderen Dingen zuzuwenden, die das Leben lebenswert machen.

Hier ein Schlüssel, um zwanghaftes Essen zu bekämpfen: Erstens, stellen Sie Ihren Speiseplan aus Getreide, Bohnen, Gemüse und Obst zusammen und fügen Sie keine Öle hinzu. Diese Nahrungsmittel haben die Tendenz, Gewichtszunahme nicht zu fördern, selbst wenn Sie sich gelegentlich daran überessen. Sagen wir, Sie haben einen Ausrutscher. Wenn Ihre Küche voll mit gesunden Lebensmitteln ist, dann wird dieser Ausrutscher Ihre Figur viel weniger beeinflussen.

Eine Diät auf pflanzlicher Basis sowie die Unterstützung von Freunden kann Ihnen helfen, die Höhen und Tiefen in Ihrem Leben zu meistern und eventuell sogar ein wenig unter Kontrolle zu bringen, ohne sich selbstzerstörerischen Gewohnheiten hinzugeben.

Das Vermindern von Heißhunger

Haben Süßigkeiten wie Schokolade, frittierte Zwischenmahlzeiten oder andere Nahrungsmittel den Effekt, dass Sie zum Kühlschrank oder zum Supermarkt gehen müssen und jeden, der Ihnen in den Weg kommt, einfach beiseite schieben? Es kann sehr unangenehm sein, wenn Nahrungsmittel solch eine Macht über Sie haben, besonders wenn diese Nahrungsmittel einen sehr hohen Fettgehalt haben. Wir würden gesünder leben, wenn wir regelmäßig Heißhunger auf Brokkoli verspüren würden statt auf Berliner mit Geleefüllung. Wenn diese Essgelüste Sie dazu verleiten zu essen, was Sie eher vermeiden sollten, dann kann ich Ihnen einige Tipps geben, wie Sie diese in Schach halten können.

Eine Voraussetzung ist, dass Sie verstehen, was Heißhunger eigentlich ist. Wenn Sie für ein oder zwei Tage kein Wasser hätten, dann würden Sie sich nach Wasser sehnen. Wenn Sie selbst für wenige Sekunden keine Luft atmen dürften, dann würden Sie sich nach Luft sehnen. Dieses Gefühl des Verlangens ist ein Signal, das Ihr Körper an Ihr Gehirn schickt, um es wissen zu lassen, dass Sie etwas zum Überleben brauchen – Luft, Wasser oder Essen – und dass Sie es bald brauchen. Es ist ein Teil Ihres Körpers, um seine natürlichen Bedürfnisse zu befriedigen.

Es ist verständlich, dass Ihr Körper auf den Entzug von Wasser oder Luft dringlich reagiert. Obwohl es jedoch manchmal den Eindruck erweckt, ist der Entzug von Schokolade nicht wirklich lebensgefährdend. Warum verspüren wir dann Heißhunger auf Schokolade?

Unsere internen Systeme des Balancierens und Signalisierens sind vor Millionen von Jahren entstanden, lange vor der Steinzeit. In den Kinderschuhen der Menschheit war der Hungertod noch eine reelle Bedrohung und unsere Körper hatten eingebaute Systeme, um das Hungergefühl während Zeiten der Not zu erhöhen. Unser Durst verleitete uns dazu, mehr zu trinken, als wir benötigten. Es gab jedoch keine Schokoladestückchen. Quellen reinen Zuckers waren sehr selten. Es gab keine frittierten Nahrungsmittel, bis konzentrierte Öle entwickelt wurden, und Feuer hatte die Aufgabe zu wärmen. Keiner wollte Pizza - keiner molk Kühe in der frühen menschlichen Geschichte. Es gab noch keinen Kaffee, keinen Alkohol und keine Zigaretten.

Die Speisen und Getränke, auf die wir heutzutage Appetit haben, sind in beinahe allen Fällen neu und waren nicht Bestandteil der menschlichen Ernährung bis vor relativ kurzer Zeit. Wir besitzen kein gutes eingebautes System, um mit ihnen umzugehen. Und während unser Körper genau weiß, wie viel Luft oder Wasser er benötigt, weil unsere Art, genau wie alle Tiere, von diesen seit Urzeiten Gebrauch gemacht hat, hat derselbe Körper kein solches balancierendes System, um mit Schokolade, Kaffee, Kartoffelchips oder Alkohol umzugehen.

Heißhunger kann drei Gründe haben:

1. Einige Nahrungsmittel können Ihren Geschmack so beeinflussen, dass es schwerfällt, Ihnen zu widerstehen. Dies sind normalerweise Nahrungsmittel, die es noch nicht gab, als unser Geschmackssinn entwickelt wurde.
2. Einige Bestandteile unserer Ernährung, wie zum Beispiel Koffein und Alkohol, können physisch abhängig machen. Entzugserscheinungen, die einige Stunden nach dem letzten

Konsumieren auftreten können, einen Teil dieses Heißhungers ausmachen, Einige Leute glauben, dass Schokolade ebenfalls körperlich abhängig machen kann. Ob dies der Wahrheit entspricht, ist noch nicht bewiesen, aber gewisse Chemikalien, die in Schokolade enthalten sind, beeinflussen das Gehirn, wie wir bald sehen werden.

3. Heißhunger kann auch ein falsches Signal sein. Ihr Körper kann zum Beispiel einen Nährstoff benötigen, verlangt jedoch nach etwas anderem. Einige Wissenschaftler glauben, dass der Heißhunger auf Schokolade durch Magnesiummangel ausgelöst wird. In diesem Falle ist es das Magnesium in der Schokolade, nach dem Ihr Körper verlangt, und nicht die Schokolade.

Verstehen Sie Ihren Heißhunger

Verschiedene Leute fühlen sich zu verschiedenen Nahrungsmitteln hingezogen. Frauen fühlen sich häufig zu Schokolade hingezogen, während Männer oftmals Appetit auf frittierte und fettige Speisen haben. Tageszeit und gesellschaftliche Umstände können ebenfalls nachhaltig Einfluss nehmen. Es hilft, wenn Sie die Merkmale Ihres Heißhungers verstehen, damit Sie ihn kommen sehen und entscheiden können, wie Sie ihm vorbeugen können.

Ein wichtiger Punkt: Sollten Ihre Hungergefühle weder Gesundheits- oder Gewichtsprobleme verursachen noch eskalieren, dann brauchen Sie sich eventuell keine Sorgen zu machen. Nur wenn Sie es übertreiben, sollten Sie besorgt sein.

Wenn Sie regelmäßig Heißhunger auf fettige Nahrungsmittel verspüren, dann rate ich Ihnen, dass Sie die Schuldgefühle, die viele Menschen haben, einfach beiseite schieben. Betrachten Sie es stattdessen einfach als ein fettiges Nahrungsmittel unter vielen, mit denen sich Menschen täglich auseinandersetzen müssen, und Sie können einen Plan, was mit diesen Speisen zu machen ist, aufstellen, ohne eine moralische Streitfrage daraus werden zu lassen.

Wenn Sie versuchen, Ihre Hungergefühle zu reduzieren, dann stellen Sie zuerst sicher, dass Ihr täglicher Speiseplan Nahrungsmittel enthält, die diese Hungergefühle regulieren. Damit meinen wir Ihr natürliches Sättigungsgefühl, und das hängt davon ab, ob Sie täglich genügend komplexe Kohlenhydrate zu sich nehmen. Diese helfen Ihnen, Ihren Appetit zu normalisieren. Viele Menschen berichten, dass sich Ihre Hungergefühle verringern, wenn sie ihren Speiseplan verbessern.

Es ist ebenfalls hilfreich, regelmäßig zu essen, anstatt Mahlzeiten auszulassen. Für die meisten Menschen bedeutet das drei Mahlzeiten pro Tag oder mehr. Wie Sie bereits gelernt haben, erhöht das Auslassen von Mahlzeiten Heißhunger und Völlerei.

Regelmäßige körperliche Ertüchtigung hilft ebenfalls. Es reguliert Ihren Appetit normalerweise und hilft Ihnen, besser zu schlafen, damit Sie eher das Gefühl haben, auf Ihren Körper Acht zu geben.

Worauf Sie gewöhnlich Heißhunger haben

Was sind das für Nahrungsmittel, nach denen wir normalerweise einen Heißhunger verspüren und wie können wir das verhindern? Hier einige Tips:

Schokolade ist bei weitem der Heißhunger-Macher Nummer eins, besonders für Frauen, aber auch für Männer. Der süße Geschmack und die cremige Beschaffenheit verleiten die Geschmackssensoren. Leider hat der typische Schokoriegel ungefähr 15 g Fett. Das ist sehr viel. Es bräuchte, ob Sie es glauben oder nicht, 7500 g Reis oder 150 Kartoffeln, um diesen Fettgehalt zu erreichen.

Stellen Sie fest, wie Schokolade Sie beeinflusst. Wie alle Lebensmittel mit hohem Zuckeranteil kann sie launisches Verhalten und Depressionen auslösen wegen des Effekts, den der Zucker auf die chemischen Mechanismen des Gehirns hat. Obendrein enthält Schokolade eine Substanz mit dem Namen Phenylethylamin, oder auch PEA genannt, die chemisch gesehen den Amphetaminen ähnlich ist, einer Droge, die manchmal auch »Speed« genannt wird. Der Körper produziert eine geringe Menge an PEA, ob Sie nun Schokolade essen oder nicht. Wissenschaftler glauben, dass wir in gesellschaftlichen Situationen, wenn wir gelobt werden, einen Überschuss an PEA produzieren, der sich in einem Hochgefühl und mehr Energie bemerkbar macht. Zurückweisung, so die Wissenschaftler, verursacht die verlangsamte Produktion von PEA, was zu weniger Energie, einem größeren Bedürfnis nach Schlaf und Völlerei führt.[18] Forscher denken, dass einige Menschen Schokolade essen, um ihre schlechte Laune zu bekämpfen, indem sie den PEA-Anteil in ihrem Körper erhöhen. Sollte PEA die Rolle von Amphetamin spielen, muss bemerkt werden, dass Amphetamin nach dauerhaftem Konsum paranoide Symptome auslösen kann. Schokolade und PEA können beide ein Auslöser für Migränen sein, sofern die Person anfällig ist.[19]

Warum macht Schokolade so »abhängig«? Forscher haben diese Eigenschaft auf ihren Zuckergehalt oder die cremige Beschaffenheit geschoben, oder auf die verschiedenen Chemikalien, die enthalten sind – neben PEA außerdem Koffein, Theobromin, Magnesium.

Wenn Schokolade ein Problem für Sie geworden ist, dann können Sie die Menge reduzieren, indem Sie anderen Lebensmitteln damit Geschmack verleihen, wie zum Beispiel schokoladenüberzogenen Erdbeeren oder Bananen anstelle einer ganzen Tafel. Manche Kakaopulvermarken haben weniger Fett als Schokolade selbst und können zum Kochen verwandt werden.

Um den Heißhunger auf Schokolade zu reduzieren, haben einige Ärzte die Einnahme von Magnesium (300 mg zweimal täglich) empfohlen.[20] Es ist in Apotheken erhältlich. Ein anderes Mittel, das bei einigen Leuten erfolgreich den Heißhunger auf Schokolade bekämpft hat, ist Bupropion (Wellbutrin).[21] Bupropions chemische Struktur ist der des PEA ähnlich.

<u>Zuckerhaltige Lebensmittel</u> – sollten kein Auslöser für Gewichtsprobleme sein, sofern Sie nicht andauernd zu viel davon essen. Sie können aber Depressionen, Launenhaftigkeit und bei manchen Menschen Schwindelgefühle verursachen. Wenn Sie

jedoch Kekse, Kuchen und Torten mit einer ordentlichen Portion Fett zubereiten, dann kann sich das an Ihrer Taille bemerkbar machen.

Wenn Sie sich dabei ertappen, dass Sie zu viel Süßigkeiten zu sich nehmen, dann versuchen Sie, in Ihren Speiseplan Getreidespeisen oder andere stärkehaltige Nahrungsmittel einzubauen. Stärken werden zu natürlichen, einfachen Zuckern in Ihrem Körper zerlegt. Manchmal kann das Verlangen nach Süßem zum Teil ein Heißhunger auf Kohlenhydrate sein, womit wir uns als Nächstes auseinandersetzen werden.

Heißhunger auf Kohlenhydrate – Einige Menschen haben einen besonderen Heißhunger auf Kohlenhydrate. Der Geschmack hat nichts damit zu tun – die Lebensmittel können sowohl süß als auch stärkehaltig sein – sondern eher, wie die Kohlenhydrate auf Reaktionen im Gehirn einwirken. Kohlenhydrate kurbeln die Produktion der Substanz Serotonin an, einer Chemikalie im Gehirn, die wichtige Funktionen einschließlich des Regulierens von Schlaf und Laune beeinflusst. Die meisten Mittel gegen Depressionen erhöhen unter anderem die Menge an Serotonin im Gehirn. Diejenigen, die Heißhunger auf Kohlenhydrate verspüren, haben oftmals Depressionen, besonders im Winter mit seinen kurzen Tagen. Sie essen Nahrungsmittel mit hohem Kohlenhydratanteil, da sie bemerkt haben, dass ihnen das hilft, sich besser zu fühlen; wir nehmen an, weil der Gehalt an Serotonin im Gehirn erhöht wird.

Sie können beruhigt große Mengen an Kohlenhydraten zu sich nehmen. Der Schlüssel zum Erfolg ist, dass Sie Nahrungsmittel mit komplexen Kohlenhydraten auswählen, wie zum Beispiel Reis und andere Getreide, Bohnen und Gemüse anstelle von Bonbons, und dass Sie sich von Zucker-Fett-Kombinationen fernhalten, wie zum Beispiel Kuchen, Keksen oder Krapfen, die die Tendenz haben dick zu machen.

Es gibt Lösungen für Depressionen im Winter und die Essgelüste, die sie mit sich bringen. Benutzen Sie zum Beispiel morgens und abends lichtintensive Lampen, um Ihre Laune zu verbessern. Einige Mittel gegen Depressionen können behilflich sein, Essgelüste zu verringern. Andere scheinen dieselben jedoch zu erhöhen, was das Wechseln auf ein anderes Medikament unumgänglich werden lassen kann.

Frittierte oder Fettige Nahrungsmittel – Viele Menschen haben Heißhunger auf Kartoffelchips oder andere fettige Lebensmittel. Wenn Sie dazugehören, dann hilft es wirklich, wenn Sie Ihren täglichen Fettkonsum zurückschrauben. Die Menge an Fett, die wir täglich zu uns nehmen, bleibt konstant von einem Tag zum anderen. Sie können Ihren Geschmack umstellen, indem Sie für drei Wochen bewusst Ihren Fettkonsum drastisch reduzieren. Das Ergebnis kann sehr überraschend sein.

Wie Sie bereits wissen, ist die beste Strategie, um Gewicht zu verlieren, weniger tierische Produkte und pflanzliche Öle zu sich zu nehmen. Zuerst braucht man ein wenig Selbstbeherrschung, aber Sie werden bald feststellen, dass Sie weniger Fett in Ihrer Nahrung wollen. Es kann gut vorkommen, dass Sie keinen Appetit mehr auf fettige Speisen verspüren und sie werden die Vorteile noch lange nachher zu schätzen wissen.

Fleisch – Einige Menschen verspüren Heißhunger auf Fleisch, während sie versuchen, von all dem Fett und Cholesterin wegzukommen. Das macht Sinn, da es eines der Nahrungsmittel ist, die die meisten Kalorien haben. Glücklicherweise kann Fleischersatz diese Essgelüste schnell beseitigen. Halten Sie nach der Auswahl in einem Reformhaus Ausschau. Wählen Sie die Sorten mit dem geringsten Fettgehalt und probieren Sie verschiedene Marken aus.

Käse – Einige Käsesorten (und Wurstsorten) enthalten mehr PEA als Schokolade. Ist das der Grund, warum Käse so abhängig machen kann? Keiner weiß es, aber Käse ist bestimmt eines der Lebensmittel, die Pfunde schnell um die Taille verteilen.

Wenn Sie einen tollen Käsegeschmack haben wollen ohne die Nachteile von Milchprodukten, dann versuchen Sie den käseartigen Kichererbsenaufstrich in dem Kapitel über Rezepte. Dieses Rezept hat viel weniger Kalorien als normale Käseaufstriche, wenn auch nicht so wenig wie die anderen Rezepte. Versuchen Sie auch, einige nährstoffreiche Hefeflocken auf Pizza oder in Saucen zu verwenden. Sie haben einen käseähnlichen Geschmack und sind in Reformhäusern und Supermärkten erhältlich.

Wann verspüren wir Essgelüste?

Lassen Sie uns untersuchen, welche Umstände Sie am meisten für Essgelüste anfällig machen:

<u>Hunger</u> – Einige Essgelüste werden durch Hunger intensiviert. Die Lösung ist, regelmäßig Mahlzeiten zu sich zu nehmen und etwas Gesundes bereit zu haben, um den Heißhunger zu stillen.

<u>Erschöpfung</u> – Wenn Ihr Heißhunger einsetzt, wenn Sie müde sind, dann versuchen Sie Schlaf zu bekommen. Regelmäßige körperliche Ertüchtigung hilft ebenfalls.

<u>Vor und während der Periode</u> – Frauen zwischen 20 und 30 stellen oftmals fest, dass sie während ihrer Periode Essgelüste verspüren, während Frauen mit dreißig und vierzig diese oftmals eine Woche vorher haben. Es kann hilfreich sein zu begreifen, wann Sie diese Attacken haben.

Das Reduzieren von Fett kann Menstruationsschwankungen beeinflussen. Wenn Sie weniger Fett zu sich nehmen, dann produziert Ihr Körper weniger Östrogen während seines monatlichen Zyklus, und damit werden die körperlichen und psychologischen Schwankungen am Ende des Monats wesentlich weniger dramatisch. Frauen, die ihre Ernährung auf fettarme und vegetarische Gerichte umstellen, sagen oftmals, dass die Krämpfe wesentlich geringer waren.

Forscher haben herausgefunden, dass Frauen mit Beschwerden vor der Menstruation manchmal Magnesiummangel haben.[23] Das kann eventuell das Verlangen nach Schokolade erklären, da diese viel Magnesium enthält.

<u>Scharfe Gerichte und Alkohol</u> – Wenn scharfe Gerichte Ihr Verlangen nach Schokolade auslösen, dann sollten Sie vielleicht versuchen, weniger Scharfes zu essen und eine Orange als Nachtisch bereit zu haben.

Alkohol kann natürlich die besten Vorsätze zunichte machen. Sie müssen nun wissen, ob das auf Sie so zutrifft.

<u>Abende</u> – sind die Zeit, wenn Heißhungerattacken am schlimmsten zuschlagen. Sorgen Sie dafür, dass Sie ein gutes Abendessen hatten, sodass Sie nicht hungrig sind, und halten Sie gesunde Knabbereien bereit.

Einem Essgelüst nachzugeben ist nicht das Ende der Welt. Die meisten Menschen haben sie. Wenn Ihre Ernährung im Allgemeinen gesund ist, dann sollte das gelegentliche Zuckerverlangen kein Problem darstellen, es sei denn, sie übertreiben es. Wenn Essgelüste Sie zu fettigen Speisen verleiten und damit Ihren Fortschritt hemmen, dann benutzen Sie die oben aufgeführten Tipps, um Abhilfe zu schaffen.

4 Das Sicherstellen einer ausgewogenen Ernährung

Nahrungsmittel mit dem Kalorien reduzierenden Effekt sind nahrhaft für jede Altersgruppe und in jedem Zustand – Kindheit, Erwachsenenalter, Schwangerschaft, Stillzeit, Wechseljahre und Alter. Aber wie bei jedem anderen Wechsel in der Ernährung wollen Sie sichergehen, dass Sie alle Nährstoffe zu sich nehmen, die Ihr Körper benötigt. Glücklicherweise ist das einfach zu bewerkstelligen.

Eiweiß

Vor den 80ern glaubten viele Menschen, dass es schwierig sei, seinen kompletten Eiweißbedarf durch eine rein pflanzliche Ernährung zu decken. Heute wissen wir, dass das sogar sehr einfach ist. Die American Dietetic Association sagt, dass ein abwechslungsreicher Speisezettel bestehend aus pflanzlichen Nahrungsmitteln uns ohne weiteres mit genügend Eiweiß versorgt, und das auch ohne spezielle Kombinationen.[24] Solange Sie Ihren Speiseplan auch nur moderat abwechslungsreich gestalten, werden Sie keine Probleme haben.

Man glaubte im Allgemeinen auch, dass die Ernährung umso besser sei, je mehr Eiweiß sie beinhalte. Jetzt wissen wir mehr. Eine Ernährung mit viel Eiweiß ist sogar gefährlich, da sie dem Körper Kalzium entzieht und die Nieren überbeansprucht.

Osteoporose (Knochenschwund) ist eine Epidemie in den westlichen Ländern, und tierische Eiweiße spielen dabei eine bedeutende Rolle. Das wurde wiederholt in wissenschaftlichen Studien gezeigt. Forscher an der Yale Universität fanden vor kurzem heraus, dass desto mehr Knochenbrüche auftreten, je mehr Fleisch die Menschen in verschiedenen Ländern essen, was ein Zeichen der knochenschwächenden Wirkung des tierischen Eiweißes ist.[25] Ein anderer Beweis ist ein Test, in dem Forscher Freiwillige mit Fleisch versorgen. Wenn sie wenig später eine Urinprobe nehmen, dann finden sie Kalzium aus Knochen im Urin.

Ein Eiweißmolekül ist wie eine Perlenkette und jede »Perle« ist ein Aminosäuremolekül. Bei der Verdauung machen diese Aminosäuren Ihren Körper ein wenig sauer. Wissenschaftler glauben, dass das Kalzium den Knochen bei dem Prozess, diese Säure auszugleichen, entzogen wird. Letztendlich wird es mit dem Urin ausgeschieden. Darüber hinaus enthalten Fleischprodukte eine Substanz, die Schwefel in den Aminosäuren enthält. Diese Substanz ist im Verdacht, besonders geeignet zu sein, dem Knochen das Kalzium zu entziehen. Das Ersetzen von Rind durch Huhn oder Fisch schafft keine Abhilfe, da sie ebenso viel oder mehr tierisches Eiweiß wie Rind beinhalten. Wenn Sie auf der anderen Seite Fleisch, Eier und Käse von Ihrem Speiseplan streichen, dann können Sie den Kalziumverlust halbieren.[26]

Obwohl viele von uns von klein auf gelernt haben, dass unser Körper viel Eiweiß benötigt, haben wir in Wirklichkeit zu viel zu uns genommen. Es ist genug Eiweiß in Bohnen, Getreide und Gemüse enthalten. Fleisch und Eier enthalten jedoch wesentlich mehr Eiweiß, als der Körper je aufbrauchen kann. Dieser Kalziumüberschuss kann nicht nur das Gleichgewicht an Kalzium im Körper stören. Er kann auch die Nieren überbeanspruchen. Ein Überschuss an Aminosäuren und ihren Nebenprodukten dient als harntreibendes Mittel und zwingt die Nieren dazu, mehr zu arbeiten als nötig ist. Die Nephrone, die als Filter in den Nieren fungieren, sterben bei diesem Prozess langsam ab.

Der allmähliche Verlust an Kalzium und das Nachlassen der Nierenfunktion kann nicht nur denjenigen widerfahren, die Gerichte mit hohem Eiweißanteil zu sich nehmen, sondern auch denjenigen, die regelmäßig Rind, Huhn oder Fisch essen. Es ist am besten, sein Eiweiß aus pflanzlichen Quellen zu beziehen. Jedwede Kombination von Getreide, Bohnen und Gemüse bewerkstelligt das. Wenn jedoch Fleisch hinzugefügt wird, dann kann der Eiweißgehalt schnell das Maß überschreiten, dass der Körper ohne weiteres verwerten kann. Wenn Sie zum Beispiel 200 g Roastbeef essen, dann nehmen Sie 62 g Eiweiß zu sich. Das ist mehr, als täglich empfohlen wird. Das Einbeziehen solcher Nahrungsmittel lässt die Eiweißmenge schnell in die Gefahrenzone hochschnellen.

Lassen Sie uns zwei weitere Produkte mit hohen Eiweißwerten anschauen: das Weiße im Ei und Magermilch. Ärzte fanden vor langem heraus, dass das Eigelb viel Cholesterin enthält. Ein einziges Eigelb enthält 213 mg Cholesterin (und besteht aus 80% Fett). Das ist mehr Cholesterin als 230 g Steak enthalten. Während viele Ärzte heute empfehlen, das Eigelb zu vermeiden, rieten einige immer noch zum Weißen im Ei wegen seines Eiweißgehaltes. Tatsache ist aber, dass zwei Eier 12 g an tierischen Fetten enthalten, eine Menge, die den Bedarf eines jeden übersteigt.

Ähnlich verhält es sich mit Magermilch. Viele Leute sind wegen des hohen Gehalts an gesättigten Fettsäuren von Vollmilch auf Magermilch umgestiegen. Das Vermeiden von Fett in Milchprodukten ist gewiss eine gute Idee, da das Fett, das in Vollmilch, Butter, Käse, Sahne und Eis enthalten neben den negativen Auswirkungen auf die Taille außerdem das Risiko für Herzerkrankungen und Krebs erhöhen kann. Man kann Magermilch jedoch kaum gesund nennen, nachdem das Fett entzogen wurde. Sie hat keine Ballaststoffe und komplexen Kohlenhydrate, und die Kalorien stammen von zwei Dingen, die Sie gewiss nicht brauchen – Milchzucker (55 Prozent der Kalorien) und tierische Eiweiße (ca. 40 Prozent der Kalorien).

Sollten Sie glauben, Sie benötigen Milch, um Ihre Knochen zu stärken, dann sind Sie einer aggressiven Werbekampagne der Milchindustrie zum Opfer gefallen, die sich nicht auf solide Forschung stützt. Sie finden mehr zum Thema, wie Sie Ihre Knochen gesund halten, im folgenden Abschnitt.

Einige Schlankheitskuren basieren auf Nahrungsmitteln mit hohem Eiweißanteil und verwenden wenig Kohlenhydrate. Sie stopfen Sie mit Huhn, Fisch, Eiern, usw. voll in der Hoffnung, dass Sie schnell Wasser verlieren. Gewöhnlich kommt das Gewicht jedoch bald zurück, und solche Diäten sind alles andere als gesund.

Kalzium

Zwei Dinge sind wichtig im Zusammenhang mit Kalzium: erstens, dass Sie das Kalzium in Ihren Knochen erhalten, und zweitens, dass Sie Kalzium in Ihre Ernährung mit einbeziehen, um natürliche Verluste auszugleichen.

Osteoporose ist ein ernsthaftes Problem, besonders für Frauen nach den Wechseljahren. Der Grund dafür ist jedoch gewöhnlich nicht die unzureichende Eiweißzufuhr. Das Problem liegt in dem ungewöhnlich schnellen Schwund des Kalziums aus den Knochen. Die Faktoren, die diesen Schwund beeinflussen, sind herausgefunden worden und werden Sie eventuell überraschen.

- Wie bereits erwähnt spielt tierisches Eiweiß eine wesentliche Rolle beim Verlust des Kalziums in den Knochen. Das Vermeiden von tierischem Eiweiß kann den Verlust halbieren.[26]
- Salz leitet den Kalziumverlust mit einem Umweg über die Nieren ein. Wenn Sie nur halb so viel Salz zu sich nehmen, dann kann das Ihren Kalziumbedarf halbieren.[27]
- Seien Sie vorsichtig mit Koffein. Wenn Sie Ihren Kaffeebedarf auf zwei Tassen pro Tag beschränken, dann erleichtert das Ihren Knochen, ihr Kalzium zu halten.[28] Versuchen Sie entkoffeinierten Kaffee oder die Ersatzkaffees aus dem Reformhaus.
- Rauchen Sie nicht. Die Knochen von Rauchern, die lange Zeit geraucht haben, sind zehn Prozent schwächer als die von Nichtrauchern. Diese zehn Prozent Unterschied können das Risiko einer Hüftfraktur um 44 Prozent erhöhen.[29]

- Regelmäßige körperliche Betätigung hilft, Ihre Knochen zu stärken, während viel Sitzen sie schwächt.
- Ihre Knochen mögen auch ein wenig Sonne. Wenn das Licht der Sonne Ihre Haut berührt, dann wird die natürliche Produktion von Vitamin D angekurbelt, das Ihren Knochen hilft, stark zu bleiben. Wenn Sie sich regelmäßig für kurze Zeit der Sonne aussetzen, dann geben Sie Ihrem Körper all das Vitamin D, das er benötigt.
- Wenn Sie nur selten an die Sonne kommen, dann benötigen Sie zusätzliches Vitamin D, das in allen Multivitaminpräparaten enthalten ist. Jede normale Marke enthält 5–10 Mikrogramm (200–400 IU) und versorgt Ihren Körper bei täglicher Einnahme mit ausreichend Vitamin D.[30] Vermeiden Sie höhere Dosen. Das Vitamin D, das Sie in Milchprodukten finden, kommt übrigens nicht in der Natur vor. Es ist einfach ein Vitaminzusatz, den die Industrie hinzufügt, ohne groß Acht zu geben, wie viel oder wenig benötigt wird.

Kalzium ist wichtig für Ihre Ernährung. Verlassen Sie sich jedoch nicht nur auf einen hohen Kalziumkonsum, um Ihre Knochen zu schützen, wenn Sie nicht die oben stehende Liste befolgen. Viele wissenschaftliche Studien haben gezeigt, dass die Einnahme von Kalzium wenig Wirkung auf Osteoporose hat, besonders in Hüfte und Wirbelsäule.[31-34] Die oben genannten Yale-Forscher haben herausgefunden, dass entgegen aller Erwartungen die Länder, in denen man viel Kalzium zu sich nimmt, mehr Hüftfrakturen verzeichnen und nicht weniger.[25] Kalzium ist kein Verursacher von Brüchen. Stattdessen ist Kalzium einfach zu schwach, um große Mengen an Eiweiß, hervorgerufen durch eine Ernährung mit viel Fleisch und Milchprodukten in westlichen Ländern, auszugleichen. Sie können Ihre Knochen mit sehr viel weniger Kalzium stärken, wenn Sie die Kalzium reduzierenden Substanzen weglassen. Wenn Sie natürlich sehr wenig Kalzium zu sich nehmen, sagen wir weniger als 400 mg pro Tag, dann erhält Ihr Körper eventuell nicht genug Kalzium.[32,32]

Gesunde Kalziumquellen sind grüne Blattgemüse und Hülsenfrüchte oder, wie einige Leute sagen, »Grünes und Bohnen«.

Gesunde Kalziumquellen (Milligramm)	
Brokkoli (100 g, gekocht)	178
Brötchen	92
Gebackene Bohnen ohne Fleisch (100 g)	128
Feigen, getrocknet (10 mittlere)	269
Grüne Bohnen (100 g, gekocht)	58
Grünkohl (100 g, gekocht)	94
Kichererbsen (100 g, aus der Dose)	78
Kidneybohnen (100 g, gekocht)	50
Linsen (100 g, gekocht)	37
Maisbrot (1 Scheibe, ca. 50 g)	133
Orangen (1 von mittlerer Größe)	56
Orangensaft mit Kalziumzusatz (100 ml)*	300
Pfannkuchenteig (3 Pfannkuchen)	140
Riesenkürbis (100 g, gekocht)	84
Rosenkohl (8 Röschen)	56
Schwarze Bohnen (100 g, gekocht)	103
Sojabohnen (100 g, gekocht)	175
Süßkartoffeln (100 g, gekocht)	70
Tofu (50 g)	258
Wachsbohnen (100 g, aus der Dose)	174
Weiße Bohnen (100 g, gekocht)	161
Weizenmehl, mit Kalzium angereichert (100 g)	238
Zwiebeln (100 g, gekocht)	58

Quelle: J. A. T. Pennington, Bowes and Church's Food Values of Portions Commonly Used (New York: Harper and Row, 1989.)
*Information auf der Packung

100 g Brokkoli haben 178 mg Kalzium, und der Körper kann dieses Kalzium besser absorbieren als das in der Milch.[35] Bohnen und andere Hülsenfrüchte sind ebenfalls voll mit Kalzium. Sie müssen keine großen Mengen Bohnen oder Brokkoli essen, um genug Kalzium zu bekommen, sollten Sie beide aber auf Ihren täglichen Speiseplan setzen.

Sollten Sie nach einer Quelle für Extrakalzium Ausschau halten, dann ist Orangensaft mit Kalziumzusatz eine gute Wahl. Er enthält Kalziumzitrat, das der Körper besser absorbieren kann als das in Milch oder Kalziumkarbonatzusätzen.[36]

Ein Wort zum Vitamin B_{12}

Ein Nährstoff erfordert ein bisschen Vorausplanung, obwohl die Sache eigentlich ganz einfach ist. Geringfügige Mengen Vitamin B_{12} werden für gesundes Blut und gesunde Nerven benötigt. Es wird nicht von Pflanzen oder Tieren erzeugt, sondern von Bakterien und anderen Mikroorganismen. Vor langer Zeit, als unsere Vorfahren noch Gemüse vom Boden auflasen, fanden sich Spuren von B_{12} an diesen Nahrungsmitteln, die von den natürlichen Bakterien im Boden stammten. Die Bakterien in ihren Mündern mögen sogar eine geringfügige Menge produziert haben. Moderne Hygiene und Pasteurisierung haben diese natürlichen Quellen versiegen lassen. Fleischesser bekommen das Vitamin B_{12} durch fäkalische Bakterien, die im Verdauungstrakt von Tieren enthalten sind und die ins Gewebe der Tiere geleitet werden. Leider sind diese Gewebe auch voll von Fett und Cholesterin.

Menschen jedoch, die sich vegetarisch ernähren (was ich empfehle), sollten Nahrungsmittel wie Müsli wählen, die zusätzlich B_{12} enthalten, oder ein normales Multivitaminprodukt einnehmen. Zwei Mikrogramm Vitamin B_{12} pro Tag genügen. In Reformhäusern werden vegetarische Vitamintabletten verkauft, die keine Molkerei- und Fleischextrakte enthalten. Ihr Körper ist damit bereits ausreichend mit diesem Vitamin versorgt. Wenn Sie sich jedoch während der vergangenen drei Jahre streng vegetarisch ernährt haben, dann sollten Sie anfangen, mindestens drei Mikrogramm B_{12} pro Tag einzunehmen.

Viele Ärzte empfehlen dieser Tage die vegetarische Ernährungsweise, da diese Vorteile hat, die selbst eine mit magerem Fleisch nicht erreichen kann. Vegetarisches Essen hat nicht nur wenig Cholesterin, es ist außerdem voll von Vitaminen, Nähr- und Ballaststoffen, von denen viele nur in geringen Mengen oder überhaupt nicht in Fleisch vorkommen. Wir lernen täglich mehr über die Vorteile einer Ernährung auf pflanzlicher Basis, und es besteht kein Zweifel, dass sie optimal für die Gesundheit ist.

Es ist dennoch wichtig – welche Ernährungsweise Sie auch immer wählen – sicherzustellen, dass Ihr Körper alle Nährstoffe erhält, die er benötigt.

Prüfen Sie Ihr Wissen!

Versuchen Sie, jede Frage zu beantworten. Die Antworten finden Sie unten stehend.

1. Wie beeinflussen alkoholische Getränke Ihr Gewichtsproblem?
2. Welche Zutat ist in Torten und Keksen am fetthaltigsten?
3. Richtig oder falsch: Vegetarier nehmen genügend Eiweiß zu sich, ohne besondere Kombinationen von Nahrungsmitteln berücksichtigen zu müssen.
4. Richtig oder falsch: Was Eiweiß anbelangt, so kann man sagen, je mehr desto besser.
5. Wählen Sie von den unten stehenden Paaren das Nahrungsmittel, das am wenigsten Fett enthält:
   a. Spagetti mit Fleischklößen oder Spagetti mit Tomatensauce
   b. Käse oder Brot
   c. Haselnussaufstrich oder Reis
   d. Eis oder Weingummi
6. Welche Probleme können entstehen, wenn man zuviel Eiweiß zu sich nimmt?

Antworten:

1. Alkohol enthält viele Kalorien, und eventuell kann er die Menge an Nahrungsmitteln, die später gegessen werden, trotzdem nicht verringern.

2. Das Fett in Torten und Keksen – in Form von Butter oder Margarine – macht dicker als der Zucker, der enthalten ist.

3. Richtig. Eine abwechslungsreiche pflanzliche Ernährungsweise versorgt Sie mit ausreichend Eiweiß.

4. Falsch. Wir benötigen eine gewisse Menge an Eiweiß, und pflanzliche Nahrungsmittel enthalten genug. Wenn Sie jedoch Produkte mit hohem Eiweißgehalt hinzufügen, dann ist das gesundheitsschädlich.

5. a. Spagetti mit Tomatensauce (6%) haben viel weniger Fett als Spagetti mit Fleischklößen (35%).

   b. Brot (16%) hat viel weniger Fett als Käse (74%). Die meisten Käsesorten haben extrem viel Fett.

   c. Reis (weniger als 1%) hat viel weniger Fett als Haselnussaufstrich (78%).

   d. Weingummi (weniger als 1%) enthält viel weniger Fett als Eis (48%), obwohl beide viel Zucker enthalten.

2. Eine Ernährung mit hohem Eiweißanteil, besonders tierischen Eiweißen, erhöht das Risiko für Osteoporose und das langsame Nachlassen der Nierenfunktionen.

5 Nun wollen wir anfangen

Jetzt haben Sie ein gutes Verständnis, wie der Kalorien reduzierende Effekt funktioniert, und es ist an der Zeit, es umzusetzen. Klopfen Sie sich selber auf die Schulter. Sie wollten eine positive Veränderung, und Sie sind auf dem Weg dazu.

Ich vermute, dass Sie so viel wie möglich aus diesem Programm herausholen wollen, deshalb will ich Ihnen zeigen, wie Sie am besten vorgehen. Natürlich hat jede noch so kleine Änderung in Ihren Essgewohnheiten den Anschein einer Herausforderung. Deshalb ein paar Tipps, die den Übergang erleichtern.

1. Konzentrieren Sie sich aufs Erforschen und nicht aufs Entsagen. Es macht Spaß, neue Gerichte auszuprobieren. Schauen Sie sich all die neuen Kochbücher in Ihrer Buchhandlung an, besonders diejenigen, die vegetarische Gerichte, Nudelgerichte, die mexikanische, mittelöstliche und asiatische Küche behandeln. Sie sind eine Goldmine. Einige benutzen Milchprodukte oder kleine Mengen an Öl, doch können diese Rezepte normalerweise leicht geändert werden. Sollten Sie meine anderen Bücher nicht kennen, dann lassen Sie mich diese empfehlen als eine Quelle für gründliche Information über viele Gesundheitsfragen, aber auch für viele leckere Gerichte und Rezepte.

Es kann auch Spaß machen, neue Nahrungsmittel auszuprobieren. Schauen Sie sich in einem Reformhaus um. Sie werden jede Menge an »Übergangsnahrungsmitteln« finden – gesunde vegetarische Ersatzstoffe für fetthaltige Nahrungsmittel mit hohem Cholesteringehalt wie Eis, Majonäse, Hotdogs und Hamburger. Einige enthalten eventuell mehr pflanzliches Öl, als Sie wollen, deshalb sollten Sie die wählen, die am wenigsten Fett enthalten. Die Palette neuer gesunder Nahrungsmittel nimmt mit jeder Woche zu, von Suppen bis zu jedweder Variation von Dips und Aufschnittprodukten bis zu exotischen Gerichten, die schnell zubereitet sind.

Wenn Sie neue Rezepte und Produkte ausprobieren, dann werden Sie viele mögen und einige scheußlich finden. Das ist in Ordnung: darum experimentieren Sie ja. Das Ziel ist, das Sie sich neuen Ideen und Geschmacksrichtungen öffnen und Ihren Körper in einem neuen Licht sehen.

2. Entscheiden Sie sich für den bestmöglichen Speiseplan. Nichts ermutigt so sehr wie Erfolg, und deshalb sollten Sie versuchen, Ihren Erfolg zu maximieren. Das bedeutet, dass Sie dem Programm aufs Wort folgen müssen. Schlechte Speisepläne erzielen schlechten Erfolg.

3. Denken Sie über kurze Zeiträume. Es besteht kein Grund, Pläne zu schmieden über Dinge, die Sie in der fernen Zukunft machen wollen. Folgen Sie diesem Programm für drei Wochen. Wenn Sie sich danach wohl fühlen und feststellen, dass Sie abgenommen haben, und sofern Ihnen gefällt was Sie sehen, dann versuchen Sie es für weitere 21 Tage. Wenn Sie weitermachen, dann nutzen Sie es voll aus.

4. Machen Sie sich das Leben nicht selber schwer mit ungesunden Nahrungsmitteln. Jeder, der schon mal versucht hat, eine schlechte Gewohnheit aufzugeben, weiß das. Nehmen Sie zum Beispiel das Rauchen. Wenn Leute das Rauchen nur einschränken, dann erreichen Sie damit fast gar nichts, da das Verlangen nach Tabak nach wie vor besteht. Es ist sehr leicht, eine Gewohnheit wieder aufzunehmen, mit der man nicht völlig gebrochen hat. Wenn man jedoch ganz aufhört, dann kann man Abstand zum Tabak gewinnen und sich an das Nichtrauchersein gewöhnen. Das Gleiche gilt für Nahrungsmittel. Wenn Sie einmal pro Woche frittiertes Huhn oder Kartoffelchips essen, dann machen Sie sich selbst das Leben schwer mit diesen dick machenden Produkten, und Sie werden niemals Abstand von ihnen gewinnen. Wenn Sie sie jedoch komplett fallen lassen, dann können Ihre Ge-

schmackssinne sich an etwas Neues gewöhnen. Lassen Sie die Zeit für sich arbeiten.

5. Beziehen Sie Ihre Familie und Freunde mit ein. Unsere Familien essen, was wir essen. Sie essen, was wir zubereiten, oder bereiten eventuell zu, was wir essen. Wenn Wissenschaftler gemeinsam mit Patienten deren Ernährung verbessern wollen, dann, so fanden sie heraus, ist es ein großer Vorteil, die ganze Familie mit einzubeziehen. Bitten Sie deshalb Ihre Familie Sie zu unterstützen und experimentieren Sie mit neuen Zubereitungsarten für Lasagne, Chili, Suppen, Desserts und andere wohlschmeckende Speisen. Die Mitglieder Ihrer Familie verspüren eventuell nicht das Bedürfnis, ihre Ernährung auf die Dauer umzustellen. Und Sie benötigen auch keine permanenten Zusagen. Alles, wonach Sie fragen, ist das Mitmachen am Anfang des Programmes. Ihre Familie wird im Verlauf des Programmes davon profitieren. Diese neue Art und Weise der Ernährung hilft nicht nur beim Gewichtsverlust; sie hilft auch, den Cholesterinspiegel zu senken und den Blutdruck zu kontrollieren, und außerdem Krebs und anderen ernst zu nehmenden Erkrankungen vorzubeugen.

Bitten Sie Ihre Familie und Freunde wenigstens, Sie nicht mit ungesunden Nahrungsmitteln in Versuchung zu bringen, während Sie Ihren Speiseplan umgestalten, und bereiten Sie auch keine ungesunden Speisen für Familie und Freunde zu.

Alte Gewohnheiten bleiben oftmals in Familien stecken. Ihre mag sogar versuchen, Ihnen diese Diät auszureden und voraussagen, dass Sie es nicht schaffen werden. In diesem Falle ist es an der Zeit, ein kurzes, aber ernsthaftes Gespräch zu führen. Sagen Sie Ihren Angehörigen, dass sie, wenn ihnen etwas an Ihnen liegt, verstehen werden, wie wichtig dieses Programm für Sie ist. Ihre Familie wird Ihnen helfen und Sie nicht behindern. Wenn Sie dieses Gespräch mit dem nötigen Ernst geführt haben, dann werden Ihre Familienmitglieder ein schlechtes Gewissen haben und um Entschuldigung bitten. Sie könnten vielleicht vorschlagen, dass sie es damit gut machen können, indem sie

Ihnen das Frühstück ans Bett bringen. Helfen Sie ihnen, indem Sie dieses Programm als ein Experiment mit neuen Rezepten darstellen.

Befolgen Sie dieses Programm aufs Wort. Es wird eine wirksame und lohnende Erfahrung sein. Tun Sie alles, um den maximalen Erfolg zu erzielen. Sie verdienen das Beste, und ich bin überzeugt, dass Sie mit den Resultaten wirklich zufrieden sein werden.

Lebensmittel, die Probleme verursachen, werden aus dem Haus geschafft

Es hilft besonders, alle fetthaltigen Nahrungsmittel, die Ihre Gewichtsprobleme verursacht haben und die Ihnen künftig im Wege stehen können, loszuwerden. Sie werden Ihnen nicht helfen, haben Ihnen niemals geholfen, und es ist am besten, sich von ihnen zu trennen. Sie können sie wegwerfen oder verschenken, wichtig ist nur, dass Sie sie ausnahmslos aus dem Haus schaffen. Dann können Sie Lebensmittel heimbringen, die dem permanenten Gewichtsverlust zuträglich sind. Ehe Sie damit anfangen, sollten Sie etwas essen. Es ist äußerst schwierig für jemanden mit leerem Magen, irgendwelche Lebensmittel fortzuwerfen, so ungesund sie auch sein mögen. Anschließend unternehmen Sie eine Such- und Vernichtaktion, die alle stark fetthaltigen und faserfreien Lebensmittel in Ihrem Hause betrifft. Schaffen Sie alle nachstehenden Produkte fort:

- Fleisch, Geflügel oder Fisch
- Alle Salatsaucen außer fettfreien Salatsaucen
- Alle Molkereiprodukte, einschließlich Butter, Milch oder Sahne, Jogurt, Käse
- Kartoffelchips
- Margarine
- Kekse, Kuchen und Torten
- Pflanzenöl und Fette
- Nüsse und Nussbutter
- Zuckerhaltige Süßigkeiten

Sie werden eventuell feststellen, dass Sie eine gewisse Befriedigung verspüren, während Sie sich von diesen ungesunden Produkten befreien. Jetzt können Sie beginnen, Ihre Regale mit Nahrungsmitteln zu füllen, die Ihnen zu der Figur verhelfen, die Sie wollen. Benutzen Sie die Gerichte und Rezepte in diesem Buch als Ratgeber. Ein guter Vorrat an gesunden Lebensmitteln macht häufige Besuche im Supermarkt überflüssig, die leicht zu impulsiven Einkäufen verführen.

Ich schlage vor, dass Sie nicht mit nüchterem Magen einkaufen gehen. Wenn Sie das tun, dann kann es gut sein, dass Sie mit einem Einkaufskorb heimkommen, der voll ist mit Eis, fettigen Snacks, Marmorkuchen und anderen Versuchungen, die sich einem hungrigen Magen bieten. Die meisten Lebensmittel, die Sie benötigen, finden Sie in jedem Supermarkt, aber einige gibt es nur im Reformhaus. Vergessen Sie nicht, dass Sie keine Diätpulver mixen müssen oder besondere Tiefkühlkost einkaufen müssen, und das Sie niemals hungrig sein werden.

Schnelle Gerichte

Schauen Sie sich für eine Minute die Rezepte im hinteren Teil des Buches an, der viele schmackhafte Frühstücke, belegte Brote, Suppen, Eintöpfe, Hauptspeisen und Nachtische enthält. Alle wurden mit Rücksicht auf schnelle und leichte Zubereitung erstellt. Hier einige Ideen für ganz schnelle Frühstücke, Mittagessen und Abendessen, damit Sie rasch aus der Küche kommen.

Ideen für ein schnelles Frühstück

- Frisches Obst: Melone, Pampelmuse, Orangen, Bananen, Ananas und andere Sorten, die Sie mögen. Ihr ganzes Frühstück kann aus Obst bestehen oder es kann erst den Auftakt bilden.
- Warmes Müsli: Wählen Sie zwischen althergebrachtem Haferbrei, Weizenbrei, Grieß oder anderen warmen Müsliarten. Gekochte Getreide sind am besten, aber Fertiggerichte

sind auch akzeptabel. Essen Sie es ohne irgendwelche Zutaten oder mit Zimt oder Marmelade, oder versuchen Sie Erdbeeren, Rosinen oder anderes frisches Obst. Wenn Sie Milch dazu mögen, dann nehmen Sie Soja- oder Reismilch. Diese Sorten sind nicht nur frei von tierischen Fetten, sie haben auch kein Cholesterin, keine Laktose, kein tierisches Eiweiß und keine Verunreinigungen, die in Milchprodukten enthalten sind. Die Sorten mit wenig Fett sind die besten. Soja- und Reismilch gibt es im Reformhaus, oder schauen Sie im Supermarkt in der Nähe der Kondensmilch.

- Vollkorntoast oder Brötchen. Essen Sie sie ohne etwas oder mit Marmelade oder Zimt. Benutzen Sie unter keinen Umständen Butter, Margarine oder Streichkäse.
- Kaltes Müsli mit Soja- oder Reismilch. Wählen Sie Vollkornmüsli und essen Sie es mit frischem Obst.
- Experimentierfreudige, die ein herzhaftes Frühstück mögen, sollten es einmal mit gebackenen Bohnen auf Toast versuchen. Diese Frühstückstradition stammt aus Großbritannien und Australien, wo Sie es in jedem Restaurant finden können. Die lateinamerikanische Variante besteht aus schwarzen Bohnen auf Toast. Dieses Frühstück klingt ungewöhnlich, kann aber sehr beliebt sein. Nehmen Sie einfach eine Dose gebackene oder schwarze Bohnen und erhitzen Sie sie in einer Pfanne. Streichen Sie die Bohnen mit einem Löffel auf den Toast, geben Sie je nach Geschmack Salsasauce oder Dijonsenf darauf. Die Küche des mittleren Ostens verwendet Kichererbsen, die ebenso gesund wie schnell zubereitet sind, in sehr ähnlicher Weise. Nehmen Sie eine Dose Kichererbsen und lassen Sie die Erbsen abtropfen. Essen Sie sie ohne alles oder mit fettfreier Salatsauce. Probieren Sie es aus! Sie werden angenehm überrascht sein.

Ideen für ein schnelles Mittagessen

Das Mittagessen muss oft praktisch sein. Fettarmes Mittagessen hilft Ihnen nicht nur beim Schlankwerden, es beugt außerdem

78

der mittäglichen Müdigkeit vor, die sich nach fettreichen Mahlzeiten einstellt.

- Fertigsuppen. Reformhäuser und viele Supermärkte bieten eine bunte Vielfalt, einschließlich Erbsensuppe, Nudelsuppe, Couscous und anderes. Diese können Sie leicht an Ihrem Arbeitsplatz mit heißem Wasser zubereiten. Wenn Sie es vorziehen, können Sie auch Gemüse- oder Erbsensuppe in einer Thermosflasche von zu Hause mitbringen.
- Vielleicht hat Ihr Reformhaus fleischlosen Aufschnitt. Hergestellt aus Soja oder Weizen kann sehr lecker für ein schnell und einfach zubereitetes belegtes Brot sein. Oder genießen Sie Vollkornbrot mit Kopfsalat, Gurke und Tomate belegt. Fügen Sie Zwiebelringe und Senf hinzu, wenn Sie mögen. Manche Leute geben Kresse, rote oder grüne Paprika oder Essiggurke darauf. Leider ist der Belag der handelsüblichen Sandwichs meistens äußerst fett. Fleisch und Wurstwaren aller Art, Käse, Majonäse und Erdnussbutter gehören zu den problematischen Nahrungsmitteln.
- Burritos sind schnell gemacht und leicht mitzunehmen. Sie können sie heiß oder kalt essen. Streichen Sie einfach etwas zu Brei gekochte Bohnen auf eine Tortilla. Garnieren Sie es mit etwas Salsasauce und essen Sie es zusammen mit einem Salat. Sie werden sehen, wie lecker und sättigend das ist. Sie können auch Maistortillas benutzen.
- Nehmen Sie eine Packung vorgewaschenen Salat und fettfreie Salatsauce mit. Ein paar Kidneybohnen oder Kichererbsen machen daraus fast schon einen fertigen Salat.
- Wie steht's mit einem schönen Teller *les Restes d'Hier?* So nennen die Franzosen Reste. Ein bisschen Essen vom Vorabend schmeckt immer gut, geht sehr schnell und kann gut in der Mikrowelle aufgewärmt werden.
- Frisches Obst: Genießen Sie Bananen, Äpfel, Birnen, Orangen, Erdbeeren, Pfirsiche, Aprikosen, Pflaumen, Mandarinen, Mangos, Himbeeren usw. Vermeiden Sie Avocados.
- Halten Sie Reiskekse, Brot, Brotstangen, Brezeln, geröstete Brotscheiben, Karotten oder Selleriestangen als schnelle

79

Beilage zum Mittagessen bereit. Sie können sogar fettfreie Kartoffelchips in Reformhäusern finden.

- Wenn Sie in der Kantine zu Mittag essen, genießen Sie gekochtes Gemüse, Kartoffeln, Bohnen, Brot und Salat vom Büffet mit einem Schuss Zitronensaft oder Essig und Pfeffer anstelle von Salatsauce. Vermeiden Sie Fleisch, Eier, Milchprodukte, und beschränken Sie sich bei Pflanzenöl auf ein Mindestmaß.
- Gefrorene Weintrauben sind ein ausgezeichneter Snack im Sommer. Zupfen Sie sie einfach von den Stielen und gefrieren Sie sie lose in einer luftdichten Plastikdose im Gefrierschrank.

Ideen für ein schnelles Abendessen

- Schauen Sie sich die Rezepte im hinteren Teil des Buches an. Fast alle sind schnell und leicht zubereitet. Pita-Pizzen gehen besonders schnell. Servieren Sie sie mit fertig gekauftem Bohnensalat aus drei verschiedenen Bohnensorten. Andere superschnelle Rezepte beinhalten Nudeln mit gebratenem Sommergemüse, schnelles Chili, Bohnentacos, schnelles Pitabrot, Bohnenburritos und vegetarische Würstchen.
- Chili hält sich gut im Kühlschrank, und es schmeckt sogar noch besser am zweiten oder dritten Tag, nachdem die Gewürze sich voll entfalten konnten. Sie können es jederzeit wieder aufwärmen. Versuchen Sie mein Super-Chili-Rezept, wenn Sie einen echten Leckerbissen wollen. Es ist zum Anbeißen auf einem Reisbett oder über Spagetti.
- Trockener Curryreis oder ähnliche Gerichte halten sich lange und können ganz nebenbei gekocht werden.
- Tiefkühlgemüse ist schnell zubereitet, und der Nährstoffwert ist fast der gleiche wie der von frischem Gemüse. Tiefkühlgemüse kann Rezepte beschleunigen. Anstatt Gemüse zu waschen und würfeln, kaufen Sie einfach Zwiebeln, Brokkoli, Karotten, Blumenkohl oder, was Ihr Herz begehrt, in vorgeschnittener Form. Sie können auch Knoblauch vorgepresst erhalten. Nehmen einfach, was Sie brauchen. Wenn Sie

80

natürlich gerne kochen, dann können Sie immer frisches Gemüse, frische Zwiebeln und frischen Knoblauch verwenden.

- Wenn Sie gebackene Bohnen, schwarze Bohnen oder andere Sorten zubereiten wollen, dann kaufen Sie sie in der Dose anstatt in getrockneter Form. Alles, was Sie dann noch machen müssen, ist, sie aufzuwärmen. Salzarme Versionen gibt es in Ihrem Supermarkt und Reformhaus. Mit Kartoffeln, Reis und einem bisschen gefrorenem Gemüse ist das Abendessen im Handumdrehen fertig.
- Getrocknete Nudelsuppen sind schnell zubereitet und schmecken gut. Fügen Sie ein bißchen gewürfeltes Gemüse hinzu, wenn Sie etwas Herzhafteres wollen (siehe auch Rezeptteil).
- Mixen Sie fettfreie gekochte Bohnen mit der gleichen Menge Salsasauce, und Sie erhalten einen leckeren Bohnendip. Dazu gibt es gebackene Tortillachips.
- Kichererbsen gut abtropfen lassen und in ein Pitabrot füllen. Dazu gewaschener, gemischter Salat und fettfreie Salatsauce für ein schnelles Sandwich.
- Besorgen Sie ein paar fettfreie vegetarische Burger im Reformhaus. Es gibt verschiedene Sorten; probieren Sie einfach, welche Ihnen am besten schmeckt. Wenn's ganz schnell gehen muss, dann schieben Sie den Burger einfach in den Toasterofen oder in die Mikrowelle, legen ihn auf ein Vollkornbrötchen mit Senf, Ketchup und Salat. Wenn Sie wollen, können Sie Zwiebelringe und Tomatenscheiben hinzufügen.
- Halten Sie einige vorgebackene Kartoffeln im Kühlschrank bereit. Wenn's schnell gehen soll, dann wärmen Sie eine in der Mikrowelle auf und garnieren sie mit Chili, Salsasauce oder Dijonsenf.
- Gefrorene Bananen sind ein leckeres, cremiges Eisdessert. Schälen Sie die Banane (wenn Sie wollen, stecken Sie einen Eisstiel an einem Ende hinein) und frieren Sie sie auf einem glatten Tablett ein. Wenn die Banane gefroren ist, wickeln Sie sie in Plastik ein.

Speise-Planung

Sie sollten drei Grundregeln beachten, um die wirksamsten schlank machenden Gerichte zu erhalten.

- Nehmen Sie Zutaten mit viel komplexen Kohlenhydraten.
- Vermeiden Sie tierische Produkte.
- Verbannen Sie Öle oder benutzen Sie sie so wenig wie möglich.

Um es einfach zu machen, werde ich ein Konzept benutzen, das »Vier Neue Nahrungsmittelgruppen« genannt wird: Gemüse, Getreide, Hülsenfrüchte und Obst. Alle zusammen garantieren eine ausgeglichene Ernährung und den maximalen Kalorien reduzierenden Effekt. Hier ist die beste Art, Ihren Speiseplan aufzustellen.

1. Fangen Sie mit Gemüse an und essen Sie zwei verschiedene Sorten bei jeder Mahlzeit. Versuchen Sie Brokkoli, Spinat, Karotten, Blumenkohl, grüne Bohnen, Limabohnen, Rosenkohl, Grünkohl, Spargel oder andere Gemüsearten. Ein paar Tropfen Zitronen- oder Limonensaft kann Gemüse besonders köstlich machen. Oder fügen Sie gepressten Knoblauch, Zwiebeln oder Petersilie hinzu, falls Sie das mögen. Vermeiden Sie Butter, Margarine, saure Sahne und andere fette Zutaten. Tiefkühlgemüse ist gut geeignet, aber wählen Sie Mischungen ohne Sauce statt solche in Sahnesauce.

2. Zweitens, bereiten Sie großzügige Mengen an Reis, Nudeln, Kartoffeln oder anderem Getreide oder stärkehaltigen Lebensmitteln zu. Reis ist am besten fürs Abnehmen. Er hat besonders wenig Kalorien und ist sehr nahrhaft. Schauen Sie, was für eine Auswahl Ihr Supermarkt an fertigen Reisgerichten hat. Sie können Curryreis, Langkorn- und Wildreis, Reis mit Nüssen, braunen Reis oder Basmatireis finden, oder Risotto mit Tomaten oder Reispilaf. Studieren Sie aber zuerst die Zutaten, da einige Hühner- oder Rinderfett enthalten. Ganz in der Nähe werden Sie fantastische Couscous- oder Tabouligerichte sehen oder vegetarische Burger. Vermeiden Sie alle Produkte, die Fleisch oder viel Fett enthalten. Sie kön-

nen biologisch angebauten Reis im Reformhaus finden, der eine sehr gute Wahl ist. Im zweiten Teil können Sie mein Spezialrezept für braunen Reis.

Da wir gerade von Getreide sprechen, ein Wort zu den allseits beliebten Nudeln: Vollkornnudeln sind am besten, da sie ihre natürlichen Ballaststoffe enthalten, aber normale Spagetti sind in Ordnung. Bereiten Sie sie mit einer Tomatensauce zu. Wählen Sie diejenige, die am wenigsten Fett hat. Die meisten Brotarten sind in Ordnung. Wiederum sind Vollkornbrote am besten. Mais ist eine nahrhafte Gemüseart. Genießen Sie ihn ohne Butter, Margarine oder Öl.

Obwohl Kartoffeln eine Gemüseart sind, ist ihr Nährwert dem des Getreides ähnlich. Sie schmecken gebacken, als Kartoffelbrei (sie können ihn ruhig mit Pulver zubereiten), gedünstet oder gekocht gut. Meiden Sie Bratkartoffeln, Kartoffelchips und Pommes frites. Falls Sie es mögen, können Sie sie mit Senf, Ketschup oder Sojasauce garnieren. Geben Sie keine Milch in Ihren Kartoffelbrei, und benutzen Sie keine Butter, saure Sahne, Margarine, Käse oder andere fetthaltige Zutaten. Die Wiederentdeckung des Kartoffelgeschmacks wird Sie vielleicht überraschen, besonders wenn Sie die guten Kartoffeln aus biologischem Anbau verwenden und sie im Ofen zubereiten.

3. Nachdem Sie Gemüse und Getreide auf Ihren Teller gehäuft haben, fügen Sie eine kleine Portion eines Bohnengerichts (Hülsenfrüchte) hinzu. Sie können vegetarisch zubereitete gebackene Bohnen in Supermärkten finden. Sie sind sehr fettarm, voll von komplexen Kohlenhydraten und schnell zubereitet. Die meisten Supermärkte haben auch leckere, fettarme Linsensuppe im Angebot. Reformhäuser haben eine Auswahl an fettarmen Hülsenfrüchten mit geringem Sodiumgehalt. Bohnenchili kann ein herzhaftes und fettarmes Essen sein. Sehen Sie dafür im Rezeptteil nach.

Versuchen Sie schwarze Bohnen, die aus Lateinamerika stammen. Sie haben besonders wenig Fett, viel komplexe Kohlenhydrate und schmecken ausgezeichnet. Garnieren Sie sie mit milder Salsasauce oder Senf. Wenn Sie noch nie schwarze Bohnen zubereitet haben, kaufen Sie sie in der Dose. Wenn Sie sie getrocknet kaufen, dauert die Zubereitung sehr viel länger. Schwarze Bohnen scheinen keine starken Blähungen zu verursachen, falls Sie deshalb besorgt sind.

Ein anderes Produkt der Hülsenfruchtkategorie sind Sojabohnen. Marinierte Tempehburger kann man in Reformhäusern finden, zusammen mit Mischungen, die unter Zugabe von Tofu Dutzende herrlicher Gerichte ergeben. Eines davon sind »Rühreier (ohne Eier)« zum Frühstück. Sie schmecken ein bisschen anders als Fleisch, aber selbst eingeschworene Fleischesser genießen die Beschaffenheit und den Geschmack des marinierten Tempehburgers, und die meisten konvertieren. Nehmen Sie nur kleine Portionen von diesem Burger zu sich. Obwohl er weitaus weniger Kalorien als die meisten Lebensmittel hat, hat er doch weitaus mehr als andere Bohnen und Bohnenprodukte.

4. Obst. Birnen, Orangen, Kirschen, Erdbeeren, Pfirsiche, Äpfel, Bananen, Ananas und fast alle anderen Obstsorten sind gut für Snacks, Nachtische und zum Dekorieren. Probieren Sie sie frisch, gefroren, geschnitten, in Salaten oder gemixt als Fruchtdrink (siehe Rezeptteil).

Abänderung von Rezepten

Haben Sie keine Angst, Rezepte abzuändern. Hier einige Tipps, die Ihnen helfen werden, das Fett aus Ihren alten Lieblingsgerichten zu verbannen.

- Die Mengen an Öl in einem Rezept sind meistens willkürlich gewählt. Gewöhnlich können Sie viel weniger oder sogar gar kein Fett benutzen. Eventuell müssen Sie ein wenig mehr Flüssigkeit verwenden, um die gewünschte Konsistenz zu erhalten. Wenn Sie erst einmal Ihr Bedürfnis nach Fett zurückgeschraubt haben, dann werden Sie feststellen, dass Sie das Fett automatisch aus den Speisen, die Sie zubereiten, weglassen wollen.

- Apfelmus, zerstampfte Bananen, pürierte Backpflaumen oder

eingemachter Kürbis können oft beim Backen anstelle von Fett verwandt werden.

- Reformhäuser verkaufen einen Ersatzstoff für Eier, der genauso eingesetzt werden kann und damit den Fettgehalt in Backwaren drastisch verringert. Ein bisschen zerstampfte Banane, Apfelmus oder Tofu, etwa die Menge eines Eies, bewirken ungefähr das Gleiche bei einem Backrezept.

- Ein fettfreies Sojabohnenprodukt, das ein pflanzliches Eiweiß mit der Beschaffenheit von Hackfleisch ist, findet sich in Reformhäusern. Einige Pizzahersteller und andere Verwerter von Hackfleisch benutzen es bereits.

- Dicken Sie Ihre Suppe mit einer Kartoffel an. Das macht die Suppe außerdem cremig. Für Suppen, die püriert werden, pürieren Sie die Kartoffel einfach mit dem sonstigen Gemüse. Für andere Suppen verwenden Sie Kartoffelbreipulver oder eine gekochte, pürierte Kartoffel.

- Um Eintöpfen einen fleischigen Geschmack zu verleihen, fügen Sie einen Esslöffel aromatisierten Hefeextrakt (aus dem Reformhaus) pro Liter hinzu.

- Machen Sie Kuchen mit einem dünnen Teig, um Fett und Kalorien zu reduzieren (ungefähr 100 Kalorien weniger pro Portion).

- Streusel können mit weniger Fett hergestellt werden als in der traditionellen Mehlmischung enthalten ist.

Das Weglassen von Fett

Hier mehr Tipps, wie Sie wirklich Fett bei Ihren Mahlzeiten weglassen können:
- Viele Backwaren wie Brötchen, Brezeln und die meisten Brotsorten enthalten gewöhnlich wenig Fett. Croissants, Kuchen, Torten und Kekse dagegen haben jedoch in der Regel sehr viele Kalorien. Die Zutaten sind so aufgelistet, dass die der Menge nach am meisten verwandte Zutat an erster Stelle steht, die am zweitmeisten verwandte an zweiter Stelle usw. Wenn also Öl als eine der ersten Zutaten genannt wird, dann

wurde wahrscheinlich mehr verwandt, als wenn es am Ende der Zutatenliste stünde.

- Benutzen Sie die Mikrowelle, um Lebensmittel aufzuwärmen, die normalerweise in der Pfanne anbrennen.
- Seien Sie vorsichtig mit Avocados, Oliven, Samen, Nüssen und Nussprodukten, die einige der wenigen pflanzlichen Produkte sind, die viel Fett enthalten.
- Ersetzen Sie Eis durch Obstsorbets oder gefrorene Frucht-shakes (siehe Rezeptteil).
- Reisen bringen für Leute, die sich gesund zu ernähren versuchen, häufig problematische Situationen mit sich. Viele Fast-Food-Restaurants haben jedoch mit gebackenen Kartoffeln und Salatbuffets auf den Trend zum gesunden Essen reagiert. Wenn Sie mit dem Auto reisen, dann nehmen Sie frisches Obst oder belegte Brote mit. Wenn Sie einen Flug buchen, dann ordern Sie ein rein vegetarisches Essen oder eine Obstplatte; alle Fluggesellschaften bieten das an.
- Partys können ebenfalls eine Versuchung darstellen. Wenn ich irgendwo zum Abendessen eingeladen werde, dann sage ich etwa: »Ich versuche im Augenblick, mich an vegetarische Gerichte zu halten, und ich möchte Ihnen keine Unannehmlichkeiten bereiten. Wie wär's, wenn ich etwas mitbringe, zum Beispiel eine fleischlose Spagettisauce?« Normalerweise wird die Gastgeberin das Angebot zurückweisen mit der Bemerkung, dass ihr Ehemann versucht, seinen hohen Cholesterinspiegel unter Kontrolle zu bringen, oder dass ihr Sohn Vegetarier ist. Was auch immer sie in dem Moment gedacht haben mag, Sie haben ihr lange genug im Voraus eine gute Alternative geboten, um das Problem zu vermeiden. Das ist besser, als höflich im Essen herumzustochern, und die Gastgeberin findet später heraus, dass Sie versuchen abzunehmen. Sollte Ihre Gastgeberin damit einverstanden sein, dass Sie etwas mitbringen, dann finden Sie viele leichte Rezepte in diesem Buch.

Angst vor dem Braten?

Hier einige Tipps, wie Sie Fett beim Braten umgehen können.

- Die neuen Pfannen mit Antihaftbeschichtung helfen wirklich beim fettfreien Braten.
- Anstatt in Öl anzubraten, versuchen Sie diesen hilfreichen Tipp: Erhitzen Sie 50 ml Wasser auf mittlerer Hitze und »glasieren« Sie Zwiebeln, Knoblauch oder anderes Gemüse im köchelnden Wasser. Das dauert gewöhnlich fünf Minuten. Rühren Sie häufig um und fügen Sie etwas mehr Wasser hinzu, wenn das Gemüse anzuliegen beginnt. Sie erhalten einen angenehmen, leichteren Geschmack und lassen die 240 Kalorien weg, die sich in zwei Esslöffeln Öl verstecken. Diese Technik nennt man schmoren. Übrigens geht das genauso gut mit Gemüsebrühe, Wein oder trockenem Sherry.
- Wenn ein Rezept einfach nicht klappt ohne Glasieren oder Braten in Öl, dann benutzen Sie ein pflanzliches Spray, dessen Öl das Anbrennen verhindert. Das erlaubt Ihnen, etwas mit nur einem Bruchteil des üblichen Fettes anzubraten.
- Grillen und Braten im Ofen sind ein großartiger Ersatz für das Braten in der Pfanne. Versuchen Sie Ofenpommes (Rezeptteil) anstelle der frittierten Pommes. Halten Sie im Supermarkt Ausschau nach gebackenen Versionen von frittierten Lebensmitteln, wie zum Beispiel Tortilla- oder Kartoffelchips.

Salat ohne Sauce

Es ist leicht, das Öl in Salatsaucen zu verringern, und außerdem eine gute Idee, da die meisten gekauften voll davon sind. Eine kleine Schüssel Salat mit einer halben Tomate hat nur 20 Kalorien. Ein Esslöffel mit italienischer Salatsauce hat jedoch 9 Gramm Fett und 85 Kalorien. Eine Mischung bestehend zu gleichen Teilen aus Essig und Öl hat 8 Gramm Fett und 72 Kalorien. Ein Salat mit einer regulären Salatsauce hat etwa vier- bis fünfmal so viel Kalorien wie der Salat ohne Sauce.

- Sehen Sie, ob Sie fettarme oder fettfreie Marken in Ihrem Supermarkt finden können. Gewürzter Reisessig oder Balsamico-Essig sind gute fettfreie Salatsaucen, oder probieren Sie die Rezepte im hinteren Teil dieses Buches aus. Oder machen Sie es wie ich und träufeln Sie ein wenig Zitronen- oder Limonensaft über Ihr Gemüse und Ihren Salat. Ein Esslöffel Zitronen- oder Limonensaft hat kein Fett und nur vier Kalorien. Vielleicht stellen Sie auch fest, dass Sie den reinen Geschmack von frischem Spinat, Kichererbsen, Tomaten oder anderen Salatzutaten auch ohne Saucen genießen können.
- Ersetzen Sie das Öl in Rezepten mit Salatsaucen durch gewürzten Reisessig, Gemüsebrühe, das Kochwasser von Bohnen oder Wasser.
- Wenn Sie eine dickere Sauce wollen, dann verwenden Sie eine Mischung aus Maisstärke und Wasser wie folgt: Verrühren Sie einen Esslöffel Maisstärke und 100 ml Wasser mit einem Schneebesen unter. Erhitzen Sie die Mischung in einem kleinen Kochtopf unter ständigem Rühren, bis sie dick und klar ist. Sie hält sich im Kühlschrank bis zu drei Wochen.

6 Power-Menüs

Sie haben gelernt, wie Nahrungsmittel stetige Gewichtsabnahme einleiten können, was noch zusätzlich durch regelmäßige körperliche Betätigung beschleunigt wird. Wenn Sie sich Ihr überschüssiges Gewicht als einen Wasserschlauch vorstellen, dann haben Sie ein kleines Loch hineingestochen. Langsam und stetig fängt das Wasser an, auszulaufen. In diesem Kapitel gehen wir noch ein wenig weiter.

Bringen Sie Ihren Speiseplan in Schwung

- Benutzen Sie mehr ungemahlenes Vollkorngetreide, wie z.B. braunen Reis, grobe Haferflocken oder Mais. Sie scheinen ein bisschen weniger von ihren Kalorien abzugeben als Brot oder Nudeln, die aus gemahlenem Getreide hergestellt wurden und in manchen Fällen keine Ballaststoffe mehr haben. Lassen Sie Vollkornkost eine größere Rolle in Ihrem Speiseplan spielen. Sollten Sie meine Art, braunen Reis zu kochen, noch nicht probiert haben, dann tun Sie es bitte. Es kann Gerichten den richtigen Pfiff verleihen.
- Räumen Sie außerdem Gemüse einen höheren Stellenwert ein. Servieren Sie gedünsteten Spinat, Blumenkohl oder Brokkoli mit etwas Zitronensaft als Salat oder Vorspeise zusätzlich zum Gemüse in Ihrem Hauptgericht.
- Essen Sie Rohkost. Viele Menschen bemerken einen erstaunlichen Gewichtsverlust, wenn Sie vermehrt rohes Obst und Gemüse in ihre Ernährungsweise mit einbeziehen. Das

kommt zum Teil davon, dass diese Lebensmittel wenig Fett, jedoch viel Kohlenhydrate und Ballaststoffe enthalten, aber es gibt vielleicht noch andere Gründe, die die Forschung bisher noch nicht herausgefunden hat. Sogar Leute mit hartnäckigen Gewichtsproblemen haben davon profitiert, mehr rohes Obst und Gemüse zu essen.

- Wenn Sie rohes Gemüse aussuchen, dann verlassen Sie sich nicht auf Eisbergsalat; er besteht fast nur aus Wasser. Versuchen Sie frischen Spinat und andere leckere grüne Sachen in Ihrem Salat. Fügen Sie außerdem Paprika, Sellerie, Karotten und Blumenkohl hinzu, und vielleicht auch einige gekochte Kichererbsen, falls Sie sie mögen.

- Denken Sie darüber nach, wann Sie zu Abend essen. Wenn Ihr voller Terminkalender Sie dazu zwingt, später und später zu essen, sind Sie eher geneigt, beim Essen Kompromisse einzugehen oder sogar Heißhungerattacken nachzugeben. Versuchen Sie in diesem Fall, früher zu essen und nachher wieder an die Arbeit oder den Haushalt zu gehen. Wenn Sie auf der anderen Seite so früh essen, dass Sie vor dem Zubettgehen schon wieder Hunger haben, dann stellen Sie sicher, dass Sie einige gute, gesunde Knabbersachen als Betthupferl zur Hand haben.

Wie man ein Power-Menü zusammenstellt

Die Rezepte in diesem Buch sind alle fettarm und haben einen hohen Anteil an komplexen Kohlenhydraten. Einige Rezepte sind jedoch besonders bemerkenswert. Die folgenden Gerichte, die alle im Rezeptteil gefunden werden können, haben <u>weniger als fünf Prozent</u> Fettkalorien. Benutzen Sie diese Liste, um Ihre kräftigen Hauptmahlzeiten zu planen, die den maximalen Gewichtsverlust garantieren.

Suppen und Eintöpfe

Linsensuppe mit Graupen
Wunderbarer Gemüseeintopf
Erbsensuppe
Gartengemüsesuppe
Linsensuppe mit Curry
Herbsteintopf
Kartoffel- und Kohlsuppe
Schwarze Bohnensuppe

Salate

Servieren Sie sie mit fettfreier Salatsauce, pikantem Dressing, Balsamico-Essig, Currysauce, beliebiger käuflicher Sauce ohne Fett oder Zitronen- oder Limonensaft.

Gemischter grüner Salat
Bohnensalat mit vier Bohnenarten
Schneller und farbenfroher Couscoussalat
Kartoffelsalat
Spinatsalat mit Currysauce
Aztekensalat
Nudelsalat
Weißer Bohnensalat
Gurkensalat

Hauptgerichte und schnelles Essen

Ganz prima Pasta
Superchili
Schnelles Chili
Schäferkuchen
Crostini mit sonnengetrockneten Tomaten
Vegetarische Würstchen

Sie können aus Zeitgründen jede Art Dosenbohnen verwenden wie z.B. vegetarisch gebackene Bohnen oder schwarze Bohnen.

Gemüse

Brokkoli mit fettfreier Sauce
Gedünsteter Kohl
Grüne Bohnen mit süßen Zwiebeln
Geröstete Süßkartoffeln
Ofenfritten
Goldene Kartoffeln

Getreide

Brauner Reis
Schneller Konfettireis
Bulgur
Spanischer Bulgur
Couscous
Polenta

Desserts

Preiselbeer-Apfelriegel
Tropical Delight
Kürbis-Rosinenkekse
Backpflaumencreme
Bratapfel
Pochierte Birne

Die besten Restaurants

Die beste Wahl, was Restaurants angeht, sind japanische, chinesische und andere asiatische sowie mexikanische, italienische, indische und solche mit der Küche des Mittleren Ostens. Hier einige Gerichte, die Sie normalerweise dort finden können:

Japanisch – Fangen Sie mit Misosuppe an, einer leckeren japanischen Tradition. Danach etwas Gemüsesushi, in dem geschnittene Gurke, Radieschen, Spinat, Karotten oder andere Gemüsesorten zusammen mit mariniertem Reis kombiniert und in getoastete Nori (nahrhafte Seealgen) gewickelt wird, serviert mit leckeren Gewürzen. Vermeiden Sie Sushi mit Fisch oder Schalentieren jedweder Art. Bestellen Sie außerdem Spinat, Kresse oder anderes Gemüse.

Chinesisch – Die Speisen werden unterschiedlich sein, je nachdem welchen Teil Chinas das Menü widerspiegelt. Szechuan- und Hunan-Restaurants haben besonders leckere Gerichte. Die Speisekarte ist normalerweise eingeteilt in Gerichte mit Rind, Geflügel, Fisch und Gemüse. Das Gemüse ist bei weitem das Gesündeste und Interessanteste. Es sind nicht nur ein paar grüne Bohnen auf einem Teller. Es gibt Hauptgerichte in exotischen Saucen, die auf einem Bett von Reis serviert werden. Versuchen Sie Brokkoli, Aubergine oder Spinat mit Knoblauch. Sie werden außerdem verschiedene Bohnenquarkgerichte (Tofugerichte) finden, von denen einige frittiert sind und vor Fett nur so triefen, aber auch andere, die vernünftiger und mit verschiedenen Gemüsesorten in einer scharfen braunen Sauce gegart wurden. Leeren Sie auf Ihren Teller die Beilagenschüssel mit Reis, von dem immer genug serviert wird, um eine ganze Armee zu versorgen. Obwohl die traditionelle chinesische Küche eine der fettärmsten ist, haben viele westliche Restaurants ihre Versionen mit Fett angereichert, um sie dem ortsüblichen Geschmack anzugleichen. Da jedes Gericht frisch zubereitet wird, stellt es für den Koch kein Problem dar, die Menge an verwandtem Öl zu reduzieren. Fragen Sie einfach.

Mexikanisch – Essen Sie einen Bohnenburrito (ohne Käse) mit Reis und Salat. Wenn Sie es scharf mögen, dann wird man gerne bereit sein, etwas Peperoni hinzuzufügen. In anderen lateinamerikanischen Restaurants sind Bohnen, Salsasauce, Reis, Tortillas und Salate ein Festessen.

Italienisch – Probieren Sie Minestrone oder Pasta e Fagioli, ein schmackhaftes Nudelgericht und Bohnensuppe, eventuell mit Spargel oder Artischocken als Vorspeise, oder einem gemischten grünen Salat gefolgt von Linguine oder anderen Nudeln mit einer Tomaten-Basilikumsauce und Spinat oder Brokkoli. Das einzige Risiko ist, dass der Koch dazu neigt, Olivenöl überall zu verwenden, was manche machen. Fragen Sie, ob sie wenig oder gar keins verwenden könnten.

Mittlerer Osten – Probieren Sie Couscous, Tabouli, Spinatkuchen und Hummus mit Fladenbrot.

Indisch – Indische Restaurants verwandeln die einfachsten Speisen in kulinarische Meisterstücke. Spinat, Kartoffeln, Linsen, Kichererbsen und jede Menge andere Gemüsesorten werden kunstvoll gewürzt und zusammen mit Reis und frischem Brot, das westliche Brote vor Neid erblassen lässt, serviert. Die Achillesferse der indischen Küche ist Gee, eine klare Butter, die sich an der Taille genauso festsetzt wie die gelbe Variante. Die Reisgerichte und Brote sind die gesündesten Gerichte.

Französisch – Nichts schmeckt so gut wie französisches Gemüse: vorsichtig ausgewählt, exquisit zubereitet und elegant präsentiert. Fragen Sie nach gedünstetem Gemüse und lassen Sie die Saucen weg; ein bisschen Zitrone oder Essig werden Ihnen erlauben, den Geschmack des Gemüses voll auszukosten.

Amerikanisch – Das Land, das den Herzinfarkt praktisch erfand, ist nicht zur Gänze ein kulinarisches Entwicklungsland. Zurückgehend auf die Wurzeln der Immigranten bieten die meisten Restaurants oft Spagetti mit Tomatensauce an, ob das nun auf der Speisekarte steht oder nicht. Mehr und mehr Restaurants bieten vegetarische Burger an. Sie haben außerdem gebackene Kartoffeln und werden Ihnen gerne eine Gemüseplatte zubereiten. Wenn Sie neu sind auf dem Gebiet des gesunden Essens, dann sehen Sie Gemüseplatten vielleicht als eine Kombination von Gemüsebeilagen an. Dem ist jedoch nicht so. Sie werden bald herausfinden, dass sie eher die Palette von Mutter Naturs Kunst darstellen, da, um die Ihre zu ergänzen. Die U.S. National Restaurant Association riet im Jahre 1991 allen ihren Mitgliedern, vegetarische Gerichte in den Speiseplan aufzunehmen, da zu dem Zeitpunkt jeder fünfte Restaurantbesucher danach fragte. Wenn Sie sie nicht auf der Speisekarte finden, dann fragen Sie einfach. Und schämen Sie sich auch nicht, den Koch um Änderungen eines Gerichtes zu bitten.

Sollte es äthiopische, griechische oder karibische Restaurants in Ihrer Nähe geben, dann werden Sie dort weitere Leckerbissen (zusammen mit Gerichten, die Sie meiden sollten) finden. Genießen Sie die Welt des gesunden Essens.

Auf der Fast-Food-Straße

Fast-Food-Restaurants bieten jede Menge Produkte an, die Arterien verstopfen, an der Taille ansetzen und einfach gefährlich sind. Sie bieten jedoch auch gesunde Sachen an. Besonders in Einkaufscentern können Sie vermehrt eine Auswahl an speziellen Fast-Food-Restaurants finden, die chinesisches, japanisches, mexikanisches und italienisches Essen anbieten. Ich habe vor kurzem eine wunderbare Pasta à la Primavera gegessen, die mit Brokkoli, Karotten, anderem leckeren Gemüse und einer Tomatensauce serviert wurde. Dazu gab es einen großen grünen Salat, Knoblauchbrot und Mineralwasser, und alles war in zwei Minuten fertig – Fast Food auf italienische Art! Hier einige Gerichte, nach denen Sie in Fast-Food-Restaurants Ausschau halten sollten:

- Hamburger-Restaurants: Suchen Sie nach Salatbuffets, die Nudelsalate, Kichererbsen, Bohnengerichte, frisches Obst, Apfelmus und frische Salate enthalten. Probieren Sie eine gebackene Kartoffel mit Gemüse, doch ohne die fettigen Beilagen. Einige Ketten bieten gebackene oder gekochte Bohnen an und manche experimentieren sogar mit vegetarischen Burgern, die fettarm sein können, es aber nicht sein müssen.

- Auf gebratenes und frittiertes Huhn spezialisierte Restaurants haben oftmals Mais, verschiedene Reisarten, Kartoffelbrei, gebackene Bohnen und Salate. Das Huhn selber ist niemals wirklich fettarm, egal wie es zubereitet wurde.
- Mexikanische Fast-Food-Restaurants bieten Bohnenburritos (verzichten Sie auf den Käse), spanischen Reis und Salate.
- Sandwich-Läden: Bestellen Sie ein Sandwich mit Gemüse und einen großen Salat.

Abhilfe bei Schwierigkeiten

Vielleicht erzielen Sie schnelle Erfolge, aber verlieren Sie nicht die Geduld, wenn es langsam angeht. Langsame Gewichtsabnahme hat mehr Aussicht auf dauerhaften Erfolg als sehr rasche Gewichtsabnahme. Wenn Sie dagegen dieses Programm ausprobiert haben und kein Gewicht verloren haben, ist es erforderlich, die Grundprinzipien erneut durchzugehen: Benutzen Sie immer noch irgendwelche fetthaltigen Produkte, wie z.B. Salatsaucen, Erdnussbutter oder Margarine? Enthalten Ihre Speisen tierische Produkte? Vergessen Sie nicht, dass selbst Huhn und Fisch nicht einmal annähernd fettfrei sind, und Ihrem Stoffwechsel nicht dienlich sind, da sie keine komplexen Kohlenhydrate beinhalten. Trägt Alkohol zu Ihrem Gewicht bei? Wenn Sie auf einem dieser Gebiete Probleme haben, ist es nun an der Zeit, der Sache energisch entgegenzutreten. Es gibt immer Lösungen dafür und eine Belohnung für Ihre Bemühungen erwartet Sie.

Fällt es Ihnen schwer, bei gesunder Nahrung zu bleiben, wenn Sie etwas mit Freunden unternehmen? Es kann durchaus sein, dass Sie befürchten, Sie könnten die Anerkennung Ihrer Freunde verlieren und Ihre neue Ernährungsweise keine Zustimmung finden. Wenn dem so ist, möchte ich Ihnen erzählen, wie es mir in den vergangenen Jahren ergangen ist. Jedes Mal, wenn die Rede auf Nahrungsmittel kommt, dann folgen unausweichlich Gesundheitsfragen. Die Leute wissen sehr wohl, dass Fett und Cholesterin gefährlich sind, und sie wissen, dass die althergebrachte Methode, an Diäten heranzugehen, die einzige Erfolg versprechende ist. Viele Leute essen vegetarisch oder fast vegetarisch, oder erkennen zumindest, dass sie es tun sollten. Deshalb machen Sie sich keine Sorgen mehr. Bitten Sie Ihre Freunde um Unterstützung. Sie haben nur einen Körper. Sie würden Ihr Auto auch nicht mit dem falschen Benzin auftanken, nur weil andere das machen. Warum führen Sie dann Ihrem Körper den falschen Treibstoff zu?

Bekommen Sie genug Schlaf? Menschen, die ständig müde sind, geraten oft in Versuchung, ihre Lebensgeister mit Essen anzuregen, und das verleitet sie häufig, die fettigsten Speisen zu essen, was dazu führt, dass sie meist nicht einmal genug Energie haben, um sich körperlich zu betätigen. Nach einer Nacht ohne Unterbrechungen kann die Welt ganz anders aussehen.

Manche Menschen haben Verdauungsstörungen. Jedwede bedeutende Umstellung der Ernährungsweise kann zur vorübergehenden Belastung des Verdauungssystems führen. Jemand, der sich überwiegend von Fleisch ernährt und sich dann plötzlich auf vegetarische Kost umstellt, muss sich an eine stark faserhaltige Kost gewöhnen. Kleinere Verdauungsstörungen oder Blähungen können eventuell auftreten. Das Gleiche würde eintreten, wenn sich umgekehrt ein Vegetarier auf fleischreiche Kost umstellt. Wenn dies bei Ihnen der Fall ist, dann versuchen Sie, genau festzustellen, welches Nahrungsmittel Ihnen Schwierigkeiten bereitet. Pintobohnen (in den USA angebaute weiße Bohnen) oder Kichererbsen können zum Beispiel problematisch sein, schwarze Bohnen dagegen nicht. Essen Sie außerdem mehr Getreide, wie zum Beispiel Reis, und weniger Bohnen. Brokkoli oder Kohl bereiten einigen Leuten Schwierigkeiten. Lassen Sie diese Nahrungsmittel für eine Zeit weg und kommen Sie später wieder darauf zurück. Oftmals passt sich unser Verdauungssystem nach einiger Zeit an.

Dieses Programm ist elegant, da es so einfach ist, und es ist trotzdem der wirkungsvollste Weg, Gewichtsprobleme auf Dauer zu lösen. Das Gute daran ist, dass Sie keine Kalorien zählen, keine Mahlzeiten auslassen oder kleine Portionen essen müssen. Ihre Geschmackssinne und Ihr Appetit können ein weites Spektrum an Nahrungsmitteln mit einem schlankeren und gesünderen Körper genießen.

7 Freiwillige, aber wirksame körperliche Betätigung

Unsere moderne Zivilisation hat die meisten von uns dazu verleitet, zu viele Tätigkeiten im Sitzen zu erledigen. Viele Aktivitäten, die unsere Vorfahren fit hielten und uns in Schuss, als wir noch jünger waren, wie zum Beispiel Laufen oder Rennen, haben wir aus unserem Tagesablauf verbannt. Sie müssen sich nicht körperlich betätigen, um den Kalorien reduzierenden Effekt auszunutzen, da die Nahrungsmittel Ihren Stoffwechsel anregen und Ihnen helfen, mit oder ohne Bewegung abzunehmen. Es gibt jedoch vier Gründe, warum es großartig ist, sich regelmäßig körperlich zu betätigen:

Erstens verbrennt Bewegung Kalorien: Jede Bewegung, die Sie machen, ob es Augenzwinkern ist oder ob Sie ein schweres Klavier heben, verbrennt Kalorien. Je mehr wir uns bewegen, desto mehr Kalorien verbrennen wir.

Zweitens regt regelmäßige körperliche Betätigung Ihren Stoffwechsel an: Kalorien werden schneller verbrannt, nicht nur während Sie sich bewegen, sondern auch hinterher für einen gewissen Zeitraum.

Drittens hilft jedwede Art der körperlichen Betätigung Ihnen bei der Erhaltung Ihrer Muskeln: Muskelgewebe verbrennt Kalorien sehr viel besser als Fettgewebe. Wenn Ihre Muskeln durch Untätigkeit erschlaffen, dann verbrennt Ihr Körper Kalorien langsamer.

Viertens trägt körperliche Betätigung dazu bei, Ihren Appetit zu regulieren: Zwanzig Minuten körperliche Betätigung vor dem Abendessen führen zu einer leichten Verringerung der Tendenz, sich zu überessen. Dies scheint besonders zuzutreffen für Betätigungen, die den Körper erwärmen, zum Beispiel Tennis, Laufen oder Tanzen. Manche Leute empfinden einen stärkeren Appetit nach abkühlenden Betätigungen, wie zum Beispiel Schwimmen. Leider ist es wahrscheinlich, dass Menschen mit Übergewicht durch körperliche Betätigung eine geringere (oder gar keine) Änderung ihres Appetits erleben. Deshalb hilft dieser Mechanismus vielleicht eher beim Schlankbleiben als beim Abnehmen. Körperliche Betätigung hat viele andere vorteilhafte Folgen, angefangen bei der Verminderung des Risikos für Herzerkrankungen und Krebs bis hin zu mehr Energie und einer entspannteren Lebensauffassung. Sie werden feststellen, dass Sie einen tieferen Schlaf genießen, wenn Ihr Körper von physischer Bewegung ermüdet ist. Ausgeschlafen zu haben vermittelt Ihnen wiederum das Gefühl, etwas für Ihren Körper zu tun.

Wie viel körperliche Bewegung?

Sie können die Vorteile körperlicher Betätigung genießen, ohne Gewichte zu heben oder frühmorgens joggen zu gehen. Ich empfehle einfach täglich einen halbstündigen Spaziergang, oder wenn Sie wollen, dreimal die Woche einen einstündigen. Das klingt sehr moderat, ist aber mehr als genug.

Wählen Sie einen Weg, an dem Sie Freude haben. Genießen Sie die Aussicht, die Geräusche und Gerüche. Es steht Ihnen natürlich frei, jedwede andere körperliche Betätigung anstelle von Spazierengehen zu wählen. Nachstehend finden Sie einige körperliche Betätigungen mit Angabe der Kalorien, die ein 75 kg schwerer Erwachsener verbrennt. Ziehen Sie ein Drittel für eine 50 kg schwere Person ab und rechnen Sie ein Drittel für eine 100 kg schwere Person dazu.

Wichtig ist, dass es Spaß macht, denn wenn Sie Spaß haben, dann bleiben Sie dabei. Und es ist viel wichtiger, Aktivitäten regelmäßig zu betreiben als mit Volldampf. Wenn Sie gerne tanzen, gärtnern, Rad fahren, mit Ihrem Hund laufen oder eine forsche Wanderung im Wald machen, dann nichts wie los! Machen Sie verschiedene Sachen, damit es interessant bleibt. Fragen Sie

Beispiele für Kalorienverbrennung	
Ein flotter halbstündiger Spaziergang	220
Eine gemächliche halbstündige Radtour	120
Eine normale halbstündige Radtour	200
Eine halbe Stunde gemächlichen Schwimmens	140
Eine halbe Stunde schnellen Schwimmens	250
Eine halbe Stunde gemächlichen Joggens	370
Eine halbe Stunde schnellen Joggens	460
Eine halbe Stunde auf der Stelle rennen	325
Eine halbe Stunde im Einzel Tennis spielen	200
Eine halbe Stunde Langlaufski fahren	350
Eine halbe Stunde Seilspringen	375

einen Bekannten oder Nachbarn, ob er oder sie mitmachen möchte. Wenn körperliche Betätigung ein geplantes geselliges Ereignis wird, besteht weniger Gefahr, wieder in die sitzende Lebensweise zurückzufallen. Am Arbeitsplatz nehmen Sie die Treppe, nicht den Aufzug. Wenn Sie Mitglied in einem Fitnessklub sind, finden Sie dort alle Arten von Sport und körperlicher Betätigung, die Bewegung zu einem Vergnügen werden lassen. Die frühere Gymnastik wurde wirklich geändert, sodass Sport Spaß macht und für jeden individuell »nach Maß« angeboten wird.

Übertreiben Sie es nicht. Viele Leute fangen ein Bewegungsprogramm viel zu forsch an und verlieren bald die Lust oder fühlen sich wie zerschlagen. Lassen Sie uns einfach das Wort »Bewegung« weglassen. Das Ziel ist, dass es Spaß macht, sich körperlich zu betätigen, damit Sie dabeibleiben wollen. Fangen Sie langsam an, besonders wenn Sie längere Zeit eine sitzende Lebensweise führten. Wenn Sie über 40 sind, oder irgendeine Krankheit durchgemacht haben oder damit verbundene Probleme vorliegen, besprechen Sie Ihre Pläne mit Ihrem Arzt.

101

Nehmen Sie sich ein bisschen Zeit und denken Sie über Ihre Situation nach. Wann ist die beste Zeit, zu der Sie regelmäßig etwas unternehmen können? Abends? Früh am Morgen? Am späten Nachmittag? Was ist am besten für Sie – täglich oder dreimal die Woche? Gibt es eine andere Tätigkeit, die Sie lieber einmal oder öfters pro Woche machen möchten? Wollen Sie einem Klub beitreten? Kennen Sie jemanden, der mitkommen würde?

Wenn Sie nach einer kalorienarmen Diät gelebt haben, sollten Sie sich auf einen fettarmen, kohlenhydratreichen Speiseplan ohne Kalorieneinschränkungen umstellen, ehe Sie in ein Programm forscher Betätigung einsteigen. Der Grund dafür: die kalorienarme Diät hat wahrscheinlich Ihren Stoffwechsel verlangsamt. Obwohl körperliche Betätigung den Stoffwechsel der meisten Menschen anregt, kann sie tatsächlich auch die gegenteilige Wirkung haben bei Menschen, die länger gefastet haben. Deshalb stellen Sie erst die Kalorienrationierungen ab und nehmen Sie sportliche Betätigung erst einige Wochen später auf.

Nachwort

Wir haben uns in diesem Buch auf die wissenschaftlichen Erkenntnisse über die Gewichtskontrolle konzentriert. Es gibt aber so viele andere Sachen, über die Sie Bescheid wissen sollten. Zusammen mit anderen Änderungen in Ihrer Lebensweise können Lebensmittel tatsächlich Herzerkrankungen rückgängig machen, vielen Krebserkrankungen vorbeugen und die Chancen auf Heilung verbessern. Sie können außerdem Diabetes und Bluthochdruck dramatisch verbessern und einen positiven Einfluss auf viele andere Erkrankungen wie Blinddarmentzündung und Krampfadern haben.

Ich möchte Ihnen viel Erfolg wünschen für Ihr neues Vorhaben. Teilen Sie dieses Buch bitte mit anderen Menschen und lassen Sie mich wissen, ob Sie Erfolg haben.

Gerichte und Rezepte

Speisen, die kursiv gedruck sind, finden Sie im Rezeptteil.

Erster Tag

Frühstück

Ein Stück frische Melone
Maiskuchen mit Buchweizen, S. 118
Ahornsirup oder ungesüßte Obstmarmelade

Mittagessen

Linsensuppe mit Graupen, S. 133
Salat mit gemischtem Grün, S. 145
mit Balsamico-Vinaigrette, S. 144
Vollkornweizenbrötchen

Abendessen

Nudeln mit geröstetem Sommergemüse, S. 163
Weißer Bohnensalat, S. 151
Gedünsteter Grünkohl, S. 155
Pochierte Birnen, S. 191

Zweiter Tag

Frühstück

$^1/_2$ Grapefruit
Cremiger Haferbrei, S. 119
mit Rosinen und einer Scheibe Zimtvollkorntoast
mit ungesüßter Marmelade

Mittagessen

Eiersandwich ohne Ei, S. 175
Kartoffelsalat, S. 148
frisches Obst

Abendessen

Schnelles Chili, S. 166
Brauner Reis, S. 159
Supertacos, S. 177
Salat mit gemischtem Grün, S. 145
mit einfacher und pikanter Sauce, S. 144
Tropical Delight, S. 184

Dritter Tag

Frühstück

Waffeln mit Haferflocken, S. 118
Erbeeren, Bananen oder
ungesüßte Obstmarmelade
Aprikosensmoothie, S. 125

Mittagessen

Kartoffelsuppe mit Kohl, S. 141
Salat mit vier Bohnensorten, S. 146
und fettfreier Sauce, S. 143
1 Scheibe Vollkornbrot

Abendessen

Pitapizzen, S. 179
Nudelsalat, S. 150
Brokkoli mit fettfreier Sauce, S. 153
Schneller Milchreis, S. 185

Vierter Tag

Frühstück

Ein Stück Melone
Türkisches Frühstücksgetreide, S. 120
Gedünstete Backpflaumen, S. 123

Mittagessen

Cremige Limasuppe, S. 138
Schneller und farbenfroher Couscoussalat, S. 147
Schnelles Reiskonfetti, S. 159
Roggenbrot
Kürbiskekse mit Rosinen, S. 189

Abendessen

Schäferkuchen, S. 170
Spinatsalat mit Currysauce, S. 148
Geschmorter Kohl, S. 154
Braunes Brot – schnell und einfach, S. 129

Fünfter Tag

Frühstück

Rührtofu, S. 121
Schmorkartoffeln, S. 121
Apfelmus, S. 122

Mittagessen

Herzhafte Erbsensuppe für trübe Tage, S. 135
Kartoffelsalat, S. 148
Vollkornbrot oder -brötchen
Bratapfel, S. 190

Abendessen

Herbsteintopf, S. 140
Brauner Reis, S. 159
Gedünsteter Grünkohl, S. 155
Braunes Brot – schnell und einfach, S. 129
Süße Beerenspeise, S. 183

Sechster Tag

Frühstück

Kaltes Müsli mit Soja- oder Reismilch
Vollkorntoast
Erdbeersmoothie, S. 124

Mittagessen

Aztekensalat, S. 149
Maisbrot, S. 130
Einfach fantastische Auberginen, S. 154

Abendessen

Lasagne, S. 192
Salat mit gemischtem Grün, S. 145
Brokkoli mit fettfreier Sauce, S. 153
Knoblauchbrot, S. 131
Backpflaumencreme, S. 189

Siebter Tag

Frühstück

Vollkornbrot
warmes Müsli mit Soja- oder Reismilch
frisches Obst

Mittagessen

Linsensuppe mit Curry, S. 137
Salat mit gemischtem Grün, S. 145
und Currysauce, S. 145
Goldene Kartoffeln, S. 157
Lebkuchen, S. 188

Abendessen

Fritatta mit Spinat und Pilzen, S. 171
Nudelsalat, S. 150
Brokkoli mit fettfreier Sauce, S. 153
Nudeln mit geröstetem Sommergemüse, S. 163
Brotpudding, S. 186

111

Gerichte

Einige Zutaten, die Ihnen vielleicht unbekannt waren

Die meisten Zutaten für die Rezepte sind Ihnen bekannt und Sie erhalten Sie gewöhnlich im Supermarkt. Einige, die Ihnen vielleicht unbekannt sind, sind unten stehend aufgeführt.

Balsamico-Essig – Ein leckerer und milder Weinessig, den Sie in den meisten Supermärkten finden.

Backpulver mit wenig Natrium – Hergestellt mit weniger Natron als die herkömmlichen Marken und erhältlich im Reformhaus.

Leichte Sojasauce – Weniger Natrium als die herkömmlichen Marken. Vergleichen Sie die Liste der Zutaten und nehmen Sie die Marke mit dem geringsten Anteil.

Tofu mit reduziertem Fettanteil – Die anpassungsfähigste Zutat der Welt in fettarmer Gestalt. Seidiger Tofu ist eine weiche, leckere Variante, die sich ausgezeichnet für Saucen, Cremesaucen und Dips eignet. Er hält sich ungeöffnet bis zu einem Jahr in der Speisekammer. Nach dem Öffnen im Kühlschrank aufbewahren.

Reismilch – Ein aus Reis hergestelltes Getränk mit mildem Geschmack, das auf Laktose, tierisches Eiweiß und andere in Kuhmilch enthaltene Substanzen verzichtet. Verwenden Sie die Reismilch anstelle von anderen Milchprodukten in Ihrem Müsli oder in den meisten anderen Rezepten.

Geröstete rote Paprika – Sie geben einem Gericht nicht nur einen Farbtupfer, sondern verbessern auch den Geschmack. Rösten Sie sie selber oder kaufen Sie sie fertig und in Wasser eingelegt in den meisten Supermärkten.

Gewürzter Reisessig – Ein milder Essig, der mit Zucker und Salz gewürzt ist. Eignet sich ausgezeichnet als Salatsauce und um Gemüse zu kochen. Erhältlich in den meisten Supermärkten.

Sojamilch – Ein milchähnliches Getränk, das aus Sojabohnen hergestellt wird und in verschiedenen Geschmacksrichtungen sowie in fettarmer und mit Vitaminen und Kalzium angereicherter Form erhältlich ist. Probieren Sie, welche Geschmacksrichtung Sie bevorzugen. Erhältlich im Reformhaus und in vielen Supermärkten.

Texturiertes Vegetarisches Protein (TVP) – Hergestellt aus entfettetem Sojamehl. Erhält nach dem Kochen eine fleischähnliche Beschaffenheit. Leicht zubereitet und ein ausgezeichneter Fleischersatz in Saucen, Chili und Eintöpfen. Erhältlich in Reformhäusern.

Weizenvollwertmehl – Gemahlen aus weichem Sommerweizen. Enthält Kleie und Keime und lässt Ihre Backwaren gleichzeitig lockerer und leichter werden. Erhältlich im Supermarkt.

Frühstück

Beginnen Sie Ihren Tag mit einem guten Frühstück. Vollkornmüsli, Brote, Backwaren und Waffeln sind ausgezeichnete Frühstückswaren. Dazu noch ein bisschen frisches Obst und Sie haben eine Mahlzeit, das Sie über den Vormittag bringt.

Pfannkuchen aus Vollwertweizen

Sie benötigen nur vier einfache Zutaten, um nahrhafte, leckere Pfannkuchen zu machen. Dazu gibt es unbehandelte eingelegte Früchte oder Sirup.

100 g	Vollwertweizenmehl
2 TL	Backpulver mit wenig Natrium
130 g	Soja- oder Reismilch
1 EL	Sirup

Vermischen Sie das Mehl mit dem Backpulver. Geben Sie Milch und Sirup hinzu und rühren Sie, bis keine Klumpen mehr da sind. Geben Sie kleine Teigmengen in eine beschichtete Pfanne, die das Anbrennen verhindert oder die leicht mit Öl eingesprüht ist. Braten, bis die Oberfläche Blasen schlägt. Wenden mit einem Bratenwender und die zweite Seite anbraten, bis sie goldbraun ist. Sofort servieren.

Ergibt 16 Pfannkuchen mit einem Durchmesser von 7 cm.
Information zum Nährwert eines Pfannkuchens:
37 Kalorien (7 % aus Fett); 1 g Eiweiß; 7 g Kohlenhydrate; 62 mg Natrium; 44 mg Kalzium

Waffeln mit Haferflocken

Waffeln mit Haferflocken halten vor und sind ein bisschen feucht (ähnlich Haferflocken mit einer knackigen Kruste). Sie sind einfach zuzubereiten und enthalten kein zusätzliches Fett.

200 g	grobe Haferflocken
200 ml	Wasser
1	Banane
1 EL	Sirup
¼ TL	Salz
1 TL	Vanille

Alle Zutaten in einem Mixer zu einem glatten Teig vermischen. Gießen Sie Teig in ein mit Öl bestrichenes oder besprühtes Waffeleisen. 10 Minuten backen, ohne den Deckel zu öffnen. Servieren Sie die Waffeln mit frischem Obst.

Anmerkung: Der Teig sollte sich leicht gießen lassen. Wenn er beim Anstehen andickt, dann fügen Sie Wasser hinzu, bis Sie die gewünschte Konsistenz erhalten.

Ergibt 4 Waffeln.
Information zum Nährwert einer Waffel:
203 Kalorien (14 % aus Fett); 8 g Eiweiß; 33 g Kohlenhydrate; 3 g Fett; 134 mg Natrium; 26 mg Kalzium

Maiskuchen mit Buchweizen

Buchweizen geben diesen leicht zuzubereitenden Pfannkuchen einen wunderbaren, herzhaften Geschmack. Ich serviere sie gerne mit hausgemachtem Apfelmus und Vegetarierwürstchen, die in den meisten Reformhäusern erhältlich sind.

50 g	Buchweizenmehl
50 g	Grieß
½ TL	Backpulver mit wenig Natrium
¼ TL	Backpulver
½	reife zerdrückte Banane
1½ EL	brauner Zucker
1 EL	Essig
100–150 ml	Soja- oder Reismilch

Rühren Sie den Grieß und die beiden Backpulver in einer Schüssel zusammen. Mixen Sie die zerdrückte Banane, den Zucker, den Essig und die Soja- oder Reismilch in einer separaten Schüssel. Gießen Sie die flüssigen Zutaten in den Mehlmix und rühren Sie gerade genug, um die Klumpen zu beseitigen. Der Teig sollte sich gut gießen lassen. Fügen Sie mehr Milch hinzu, wenn der Teig zu fest wird.

Erhitzen Sie eine Pfanne, die nicht anbrennt. Sprühen oder streichen Sie ein wenig Öl darauf. Gießen Sie kleine Mengen des Teiges in die Pfanne und backen Sie sie, bis die Oberfläche Blasen schlägt. Wenden und die andere Seite braten, bis sie goldbraun ist. Sofort mit Sirup und eingemachtem Obst servieren.

Ergibt 16 Pfannkuchen mit einem Durchmesser von 7 cm.
Information zum Nährwert eines Pfannkuchens:
80 Kalorien (5% aus Fett); 2 g Eiweiß; 17 g Kohlenhydrate; 0,5 g Fett; 38 mg Natrium; 16 mg Kalzium

Cremiger Haferbrei

Wenn Sie diesen schmackhaften, cremigen Haferbrei erst einmal probiert haben, dann wollen Sie ihn nie wieder anders essen. Er wird mit Reismilch zubereitet, einem leckeren Produkt, das in Reformhäusern verkauft wird.

100 g   grobe Haferflocken
300 ml   Reismilch mit Vanillegeschmack

Schütten Sie die groben Haferflocken und die Reismilch in einen Kochtopf, der auf mittlerer Hitze kocht. Lassen Sie den Brei aufkochen und kochen Sie ihn 1 Minute lang auf kleiner Hitze. Decken Sie den Topf ab und lassen Sie das Ganze 3 Minuten ziehen.

Genug für 2 Personen.
Information zum Nährwert einer Portion:
290 Kalorien (17% von Fett); 12 g Eiweiß; 50 g Kohlenhydrate; 5 g Fett; 136 mg Natrium; 83 mg Kalzium

Türkisches Frühstücksgetreide

Bulgur-Weizen eignet sich gut für ein schnelles Frühstück. Er hat Biss und außerdem einen nussartigen Geschmack.

400 ml   Wasser
100 g   Türkischer Weizen
¼ TL   Zimt
¼ TL   Salz
50 g   Rosinen
200 ml   Soja- oder Reismilch

Wasser in einem Topf zum Kochen bringen, Weizen, Zimt, Salz und Rosinen hinzufügen. Zugedeckt 10 Minuten lang auf kleiner Flamme kochen lassen. Die Soja- oder Reismilch dazugeben und weitere 5 Minuten köcheln lassen. Mit Soja- oder Reismilch servieren, und Ahornsirup, wenn Sie wollen.

Ergibt 3 bis 4 Portionen.
Information zum Nährwert einer Portion:
163 Kalorien (4% aus Fett); 6 g Eiweiß; 34 g Kohlenhydrate; 1 g Fett; 160 mg Natrium; 42 mg Kalzium

Rührtofu

Rührtofu hat einen Geschmack, der dem des Rühreis sehr ähnelt, jedoch keine gesättigten Fettsäuren und kein Cholesterin enthält. Das unten stehende Rezept lässt sich leicht mit zusätzlichem Gemüse wie z.B. Pilzen und Sellerie, Zucchini oder geraspelten Karotten verfeinern. Kochen Sie diese zusammen mit den Zwiebeln. Servieren Sie das Gericht mit Brötchen, *Schmorkartoffeln* und Apfelchutney.

50 ml	Wasser
3 TL	leichte Sojasauce
$^1/_2$	gewürfelte Zwiebel mittlerer Größe
160 g	in Streifen geschnittene Champignons
500 g	fester Tofu, gewürfelt oder in Krümeln
$1^1/_2$ TL	gemahlenen Curry

Erhitzen Sie das Wasser mit der Sojasauce in einer großen, beschichteten Pfanne und kochen Sie die Zwiebel und die Champignons 5 Minuten lang. Fügen Sie den Tofu hinzu und rühren Sie den Curry unter. Kochen Sie die Mischung für weitere 3 bis 4 Minuten.

Ergibt 4 Portionen.
Information zum Nährwert einer Portion:
114 Kalorien (24% aus Fett); 13 g Eiweiß; 8 g Kohlenhydrate; 3 g Fett; 158 mg Natrium; 156 mg Kalzium

Schmorkartoffeln

Dieses schnell zubereitete Kartoffelgericht schmeckt lecker mit Ketschup, Grillmarinade oder Chili mit schwarzen Bohnen und scharfer Salsasauce. Benutzen Sie auf jeden Fall eine beschichtete Pfanne.

4	große fest kochende Kartoffeln
4 TL	leichte Sojasauce
50 ml	Wasser
1	gewürfelte Zwiebel
1 TL	gemahlenes Chilipulver
	schwarzer Pfeffer (nur wenn Sie wollen)

Waschen Sie die Kartoffeln, schälen Sie sie jedoch nicht. Schneiden Sie sie in 5 mm dicke Scheiben und dünsten Sie sie über kochendem Wasser, bis sie gerade weich sind, wenn man sie mit einem scharfen Messer ansticht.

Schmoren Sie die Zwiebeln in Wasser mit Sojasauce in einer großen Pfanne für ca. 3 Minuten. Fügen Sie die Kartoffeln, das Chilipulver und die übrige Sojasauce hinzu und rühren Sie es vorsichtig um. Kochen Sie alles 3 bis 5 Minuten lang auf mittlerer Hitze unter gelegentlichem Rühren. Wenn Sie wollen, bestreuen Sie sie mit frisch gemahlenem schwarzem Pfeffer.

Ergibt 2 bis 4 Portionen.
Information zum Nährwert einer Portion:
200 Kalorien (1 % aus Fett); 6 g Eiweiß; 43 g Kohlenhydrate; 0,3 g Fett; 215 mg Natrium; 34 mg Kalzium

Apfelmus

Apfelmus schmeckt lecker als Aufstrich für Toast, Pfannkuchen und auf warmem Müsli. Es kann auch schnell in einen Nachtisch verwandelt werden: Streuen Sie einfach fettfreies Müsli darüber.

4	große, grüne Äpfel
50–100 ml	Apfelsaftkonzentrat
$1/2$ TL	Zimt

Schälen Sie die Äpfel, wenn Sie wollen, dann entfernen Sie das Gehäuse und schneiden sie in Würfel. Fügen Sie das Saftkonzentrat hinzu, bis es eben den Boden der Pfanne bedeckt. Kochen Sie alles auf kleiner Flamme, bis die Äpfel weich sind. Wenn Sie wollen, zerdrücken Sie das Mus ein wenig, dann rühren Sie den Zimt unter. Schmeckt gut kalt oder warm.

Ergibt 8 Portionen.
Information zum Nährwert einer Portion
124 Kalorien (3% aus Fett); 0,5 g Eiweiß; 30 g Kohlenhydrate; 0,4 g Fett; 0 mg Natrium; 6 mg Kalzium

Gedünstete Backpflaumen

Backpflaumen sind eine schmackhafte Quelle für Vitamine, Mineral- und Ballaststoffe. Essen Sie sie zum Frühstück zusammen mit Soja- oder Reismilch, oder machen Sie Pflaumencreme.

100 g	Backpflaumen
100 ml	Wasser

Kochen Sie die Backpflaumen für 20 Minuten auf kleiner Flamme, bis sie weich sind. Essen Sie sie warm oder kalt.

Ergibt 3 bis 4 Portionen.
Information zum Nährwert einer Portion:
113 Kalorien (1% aus Fett); 1 g Eiweiß; 27 g Kohlenhydrate; 0,1 g Fett; 2 mg Natrium; 24 mg Kalzium

Smoothies

Obwohl die Smoothies als Frühstückskost aufgeführt sind, kann man sie auch als leckere Desserts verwenden. Das Geheimnis hinter einem köstlichen Smoothie ist, dass man gefrorenes Obst verwendet, damit es richtig dick und kühl wird. Probieren Sie zuerst die unten stehenden Smoothies, und dann können Sie eigene Kombinationen kreieren.

Erdbeersmoothie

Probieren Sie dieses kalte, dickflüssige Smoothie zusammen mit Vollkornmüsli zum Frühstück Sie können die Erdbeeren entweder gefroren kaufen oder sie selber in einem luftdichten Behälter einfrieren. Um Bananen einzufrieren, schälen Sie sie und brechen Sie sie in lange Stücke. Legen Sie sie mit viel Zwischenraum in einen luftdichten Behälter und frieren Sie sie ein. Bananen halten sich in der Kühltruhe ungefähr zwei Monate, Erdbeeren sechs Monate lang.

100 g   gefrorene Erdbeeren
1 große gefrorene Banane, in 2 cm große Stücke geschnitten
100 ml   ungesüßter Apfelsaft

Geben Sie alle Zutaten in einen Mixer und mixen Sie sie auf der höchsten Stufe, bis eine glatte Masse entstanden ist. Stoppen Sie den Mixer einige Male und schieben Sie Fruchtstücke mit einem Spatel in die Mitte, damit Ihr Smoothie keine Fruchtstückchen enthält.

Ergibt 2 Portionen.
Information zum Nährwert einer Portion:
97 Kalorien (3% aus Fett); 1 g Eiweiß; 22 g Kohlenhydrate; 0,3 g Fett;
5 mg Natrium; 17 mg Kalzium

Pfirsichsonne

1   in Scheiben geschnittener und gefrorener Pfirsich
75–100 ml Sojamilch (mit Vanille- oder natürlichem Geschmack)
1 TL   Zucker (nur wenn Sie wollen)

Geben Sie alle Zutaten in einen Mixer und mixen Sie sie, bis Sie eine glatte Masse erhalten. Trinken Sie es sofort.

Ergibt 1 Portion.
Information zum Nährwert einer Portion:
156 Kalorien (9% aus Fett); 4 g Eiweiß; 29 g Kohlenhydrate; 1,5 g Fett; 68 mg Natrium; 77 mg Kalzium

Aprikosensmoothie

100 g	gefrorene Bananenstücke
100 g	gefrorene Aprikosen
25 ml	Apfelsaftkonzentrat
75 ml	Soja- oder Reismilch

Geben sie alle Zutaten in einen Mixer und mixen Sie sie, bis Sie eine glatte Masse erhalten. Sofort trinken.

Ergibt 2 Portionen.
Information zum Nährwert einer Portion:
181 Kalorien (6% aus Fett); 3 g Eiweiß; 40 g Kohlenhydrate; 1 g Fett; 44 mg Natrium; 58 mg Kalzium

Muffins und Brot

Kürbis-Gewürz-Muffins

200 g	Vollkornweizenmehl
1 TL	Backpulver mit wenig Natrium
½ TL	Backpulver
½ TL	Salz
½ TL	Zimt
½ TL	Muskatnuss
100 g	Zucker
1	kleine Dose Kürbis
50 ml	Wasser
50 g	Rosinen

Ofen auf 200 °C vorheizen. Mehl, zweierlei Backpulver, Salz, Zimt, Muskatnuss und Zucker vermengen. Den Kürbis, das Wasser und die Rosinen dazugeben und verrühren, bis alles gut untergemischt ist. Muffinsblech mit wenig Öl auspinseln und bis oben füllen. 25 bis 30 Minuten backen, bis die Oberfläche der Muffins auf leichten Druck elastisch reagiert. Aus dem Ofen nehmen und 1 bis 2 Minuten stehen lassen, dann die Muffins aus der Form stürzen. Wenn die Muffins abgekühlt sind, in einem luftdichten Behälter aufbewahren.

Ergibt 10 bis 12 Muffins.
Information zum Nährwert eines Muffins:
137 Kalorien (0,4 % aus Fett); 3 g Eiweiß; 31 g Kohlenhydrate; 0,1 g Fett, 128 mg Natrium; 80 mg Kalzium

Muffins aus zweierlei Kleie

Das Geheimnis dieser gesunden, fruchtigen Muffins ist Pflaumenmus, das sie ohne zusätzliches Fett saftig macht. Verwenden Sie kalorienarmes Pflaumenmus oder ein 100 g-Glas Pflaumen-Babynahrung. Die Muffins werden zuerst ziemlich feucht sein. Wenn sie aus dem Ofen kommen, lassen Sie sie deshalb einige Minuten stehen, bevor Sie sie servieren.

200 g	Vollkornweizenmehl
75 g	Weizenkleie
75 g	Haferkleie
$\frac{1}{2}$ TL	Salz
1 TL	Backpulver
1 TL	Zimt
$\frac{1}{4}$ TL	Muskatnuss
1	Apfel, fein gehackt oder gerieben
50 g	Rosinen
100-150 ml	Soja- oder Reismilch
1–1$\frac{1}{2}$ TL	Essig
25 g	Pflaumenmus oder ein 100 g-Glas Pflaumen-Babynahrung
30 g	Melasse

Ofen auf 175 °C vorheizen. Mehl, Kleie, Salz, Backpulver und Gewürze vermengen. In einer getrennten Schüssel die restlichen Zutaten vermischen. Die feuchten Zutaten in die Mehlmischung rühren, bis alles vermengt ist. Mit einem Löffel in eine leicht mit Öl ausgepinselte Muffinsform füllen. Ungefähr 25 Minuten backen, bis die Oberfläche auf leichten Druck elastisch reagiert. 1 bis 2 Minuten stehen lassen, dann aus der Form stürzen und weitere 5 bis 10 Minuten stehen lassen.

Ergibt 12 Muffins.
Information zum Nährwert eines Muffins:
171 Kalorien (5 % aus Fett); 5 g Eiweiß; 35 g Kohlenhydrate; 1 g Fett, 199 mg Natrium; 52 mg Kalzium

Apfelmusmuffins

200 g	Vollkornweizenmehl
1 TL	Backpulver mit wenig Natrium
½ TL	Backpulver
½ TL	Salz
½ TL	Zimt
50 g	Zucker
1	kleines Glas Apfelmus
50 ml	Wasser
50 g	Rosinen

Ofen auf 200 °C vorheizen. Die trockenen Zutaten vermengen. Apfelmus, Wasser und Rosinen hinzufügen. Verrühren, bis alles vermischt ist. Muffinformen mit wenig Öl leicht auspinseln und bis oben füllen. 25 bis 30 Minuten backen, bis die Oberfläche der Muffins auf leichten Druck elastisch reagiert. Aus dem Ofen nehmen und 1 bis 2 Minuten stehen lassen, dann die Muffins aus der Form stürzen. Wenn die Muffins abgekühlt sind, in einem luftdichten Behälter aufbewahren.

Ergibt 10 bis 12 Muffins.
Information zum Nährwert eines Muffins:
140 Kalorien (0 % aus Fett); 3 g Eiweiß; 32 g Kohlenhydrate; 0 g Fett, 127 mg Natrium; 71 mg Kalzium

Braunes Brot – schnell und einfach

Dieses Brot ist süß und locker ohne extra Öle oder Fette. Es ist schnell gemixt und muss nicht geknetet werden oder gehen. Es hält sich gut und lässt sich gut toasten.

150 ml	Sojamilch
2 EL	Essig
200 g	Vollwertweizenmehl
100 g	Vollkornmehl

129

2 TL	Backpulver
½ TL	Salz
50 ml	Melasse
50 g	Rosinen

Erhitzen Sie den Ofen auf 165 °C. Verrühren Sie die Sojamilch mit dem Essig und stellen Sie sie beiseite. Mischen Sie die trockenen Zutaten in einer großen Schüssel zusammen. Fügen Sie die Melasse, die Sojamilch-Essigmischung und die Rosinen hinzu. Mixen Sie den Teig gründlich. Füllen Sie den Teig in eine Kastenform, die Sie leicht mit Öl bestrichen oder besprüht haben und backen Sie das Brot
eine Stunde lang auf 165 °C.

Ergibt 1 Laib: 20 Scheiben.
Information zum Nährwert einer Portion:
111 Kalorien (3 % aus Fett); 3 g Eiweiß; 24 g Kohlenhydrate; 0,4 g Fett; 149 mg Natrium; 42 mg Kalzium

Maisbrot

Dieses Maisbrot ist schnell und einfach zubereitet und enthält keine Eier, Cholesterin oder zusätzliches Fett.

150 ml	Sojamilch
1½ EL	Essig
100 g	Maismehl (Grieß)
100 g	Mehl (ungebleichtes oder Vollwertweizen)
2 TL	Backpulver mit wenig Natrium
½ TL	Backpulver
½ TL	Salz

Erhitzen Sie den Ofen auf 220 °C. Vermengen Sie die Sojamilch mit dem Essig und stellen Sie sie beiseite. Mischen Sie die trockenen Zutaten in einer großen Schüssel. Dann geben Sie die Essig-Sojamilch dazu und mischen Sie die Zutaten, bis alles gut untergerührt ist. Breiten Sie den Teig ebenmäßig auf ein Backblech aus, das leicht mit Öl bestrichen ist. 25 bis 30 Minuten backen. Warm essen.

Ergibt 8 Portionen.
Information zum Nährwert einer Portion:
124 Kalorien (4% aus Fett); 3 g Eiweiß; 26 g Kohlenhydrate; 0,6 g Fett; 180 mg Natrium; 65 mg Kalzium

Knoblauchbrot

1	Knoblauchknolle
2	französisches Baguette, in Scheiben geschnitten
1–2 TL	italienische Kräutermischung

Rösten Sie den Knoblauch, indem Sie die ganze ungeschälte Knolle auf 200 °C im Ofen backen, bis er weich ist, wenn man ihn leicht drückt. Das dauert etwa 30 Minuten. Schälen Sie die Zehen oder drücken Sie sie aus der Schale, dann zerdrücken Sie sie mit einer Gabel zu einer Paste. Wenn Sie wollen, mischen Sie die Kräutermischung unter, dann streichen Sie die Paste auf die Brotscheiben. Wickeln Sie sie gut in Alufolie und backen Sie sie 20 Minuten lang auf 175 °C.

Ergibt 8 Portionen.
Information zum Nährwert einer Portion:
91 Kalorien (1% aus Fett); 3 g Eiweiß; 18,5 g Kohlenhydrate; 0,1 g Fett; 179 mg Natrium; 12 mg Kalzium

Suppen

Linsensuppe mit Graupen

Diese Suppe ist nicht nur schnell zubereitet, sondern auch herzhaft und lecker. Dazu etwas warmes Brot und einen Salat.

50 g	gewaschene Linsen
25 g	Graupen
400 ml	Wasser oder Gemüsebrühe
1	kleine, gewürfelte Zwiebel
1	gewürfelte Karotte
1	in Scheiben geschnittenes Bündel Sellerie
$^{1}/_{8}$ TL	Oregano
$^{1}/_{8}$ TL	Kümmel
$^{1}/_{8}$ TL	Schwarzer Pfeffer
$^{3}/_{4}$ TL	Salz

Geben Sie alle Zutaten außer dem Salz in einen großen Topf und lassen Sie es zugedeckt für eine Stunde köcheln. Rühren Sie gelegentlich um, bis die Linsen und Graupen weich sind. Salzen Sie nach Geschmack.

Ergibt 8 Portionen.
Information zum Nährwert einer Portion:
70 Kalorien (1 % aus Fett); 4 g Eiweiß; 14 g Kohlenhydrate; 0,1 g Fett; 200 mg Natrium; 20 mg Kalzium

Gemüseeintopf

Dieser leckere Eintopf enthält relativ wenig Zutaten und ist schnell zubereitet. Dazu gibt's frischen grünen Salat und Sauerteigbrot.

150 ml	Wasser
2	mittelgroße Zwiebeln, gewürfelt
2	gepresste Knoblauchzehen
2	mittelgroße Dosen geschälte und zerkleinerte Tomaten mit Saft
1	grüne Paprika
6	mittelgroße, fest kochende Kartoffeln, in 2 cm große Stücke geschnitten
1 TL	Basilikum
1 TL	Oregano
1 TL	italienische Kräutermischung
$\frac{1}{4}$ TL	schwarzer Pfeffer
$\frac{1}{4}$ TL	Salz
1	Packung gefrorene Erbsen (Sie können auch frische verwenden)

Erhitzen Sie 50 ml Wasser in einem großen Topf und kochen Sie die Zwiebeln und den Knoblauch ungefähr 5 Minuten lang darin, bis die Zwiebeln weich sind. Fügen Sie Tomaten, Paprika, Kartoffeln, das verbleibende Wasser und die Gewürze hinzu. Köcheln Sie alles auf kleiner Flamme unter gelegentlichem Umrühren, bis die Kartoffeln gerade gar sind. Das dauert etwa 20 Minuten. Wenn nötig, geben Sie mehr Wasser hinzu, um Anbrennen zu verhindern. Rühren Sie die Erbsen unter und lassen Sie es weiterköcheln, bis sie heiß sind.

Ergibt 6 bis 8 Portionen.
Information zum Nährwert einer Portion:
156 Kalorien (1 % aus Fett); 5 g Eiweiß; 33 g Kohlenhydrate; 0,3 g Fett; 250 mg Natrium; 53 mg Kalzium

Herzhafte Erbsensuppe für trübe Tage

Diese einfache Suppe wird in einem Topf zubereitet und enthält kein zusätzliches Fett. Sie ist genau das Richtige an kalten, regnerischen Tagen.

50 g	gewaschene Erbsen
600 ml	Wasser
1	mittelgroße, gewürfelte Zwiebel
2	mittelgroße Karotten, in Streifen geschnitten oder gewürfelt
2	Selleriestangen in Streifen
1	große Kartoffel, geschält und in Stückchen geschnitten
2	gepresste Knoblauchzehen
½ TL	Majoran
½ TL	Basilikum
¼ TL	gemahlenen Kümmel
¼ TL	schwarzer Pfeffer
1 TL	Salz
1 Prise	Cayennepfeffer

Geben Sie die Erbsen mit den restlichen Zutaten ins Wasser. Bringen Sie das Wasser zum Kochen und kochen Sie es auf kleiner Flamme und leicht abgedeckt 1 bis 2 Stunden, bis die Erbsen weich sind.

Ergibt 6 bis 8 Portionen.
Information zum Nährwert einer Portion:
158 Kalorien (2 % aus Fett); 9 g Eiweiß; 29 g Kohlenhydrate; 0,4 g Fett; 282 mg Natrium; 30 mg Kalzium

Karottencremesuppe mit Curry

Es ist kaum zu glauben, dass eine so einfache Suppe so lecker sein kann. Diese Suppe ist eine reiche Quelle für Betakarotin. Sojamilch macht sie frei von Laktose und tierischem Eiweiß.

1	grob zerkleinerte Zwiebel
6	in Streifen geschnittene Karotten
200 ml	Wasser oder Gemüsebrühe
1 TL	Curry
200 ml	Sojamilch
$\frac{1}{2}$ TL	Salz

Köcheln Sie die Zwiebel und die Karotten in einem bedeckten Topf für etwa 20 Minuten, bis die Karotten leicht mit einer Gabel angestochen werden können.

Pürieren Sie die Karotten und die Zwiebel in einem Mixer. Mixen Sie zwei oder drei kleinere Portionen und geben Sie ein wenig Sojamilch

hinzu, um das Mixen zu vereinfachen. Mixen Sie zuerst langsam und erhöhen Sie die Geschwindigkeit allmählich. Die Suppe sollte sehr cremig sein. Sollte sie zu dickflüssig sein, dann geben Sie Sojamilch hinzu, um die gewünschte Konsistenz zu erhalten. Geben Sie die Suppe wieder in den Topf, fügen Sie Salz hinzu und erhitzen Sie sie, bis sie dampfend heiß ist.

Ergibt 4 Portionen.
Information zum Nährwert einer Portion:
105 Kalorien (8% aus Fett); 3 g Eiweiß; 21 g Kohlenhydrate; 1 g Fett; 217 mg Natrium; 87 mg Kalzium

Gartengemüsesuppe

1	gehackte Zwiebel
2	gepresste Knoblauchzehen
2	gewürfelte Karotten
1	komplette Selleriestange, in Streifen
2	fest kochende Kartoffeln, gewaschen und gewürfelt
2	kleine Dosen Tomatenpüree
400 ml	Wasser
$1\frac{1}{2}$ TL	Basilikum

1 TL	italienische Kräutermischung
¼ TL	Kümmel
¼ TL	schwarzer Pfeffer
2	mittelgroße, gewürfelte Zucchini
1	kleine Dose Kidneybohnen mit Sud
50 g	gefrorener Mais
50 g	klein geschnittener Grünkohl

Bereiten Sie die Zwiebel, den Knoblauch, die Karotten, den Sellerie und die Kartoffeln vor und geben Sie sie in einen großen Topf zusammen mit den Tomaten und dem Wasser. Fügen Sie die italienischen Kräuter, das Basilikum und den schwarzen Pfeffer hinzu. Zudecken und kochen, bis die Karotten eben gar sind, ca. 15 Minuten.

Zucchini, Kidneybohnen mit Sud, Mais und Grünkohl hinzufügen. Zugedeckt auf kleiner Flamme ca. 10 Minuten kochen, bis die Zucchini eben gar sind.

Ergibt 8 Portionen.
Information zum Nährwert einer Portion:
127 Kalorien (1,5 % aus Fett); 3 g Eiweiß; 28 g Kohlenhydrate; 0,2 g Fett; 166 mg Natrium; 65 mg Kalzium

Linsensuppe mit Curry

Diese einfache Suppe wird in einem einzigen Topf gekocht. Dazu gibt es gekochtes grünes Gemüse und frisches Brot.

100 g	gewaschene Linsen
1	zerkleinerte Zwiebel
2	Selleriestangen, in Streifen
4	gepresste Knoblauchzehen
1 TL	ganzer Kümmel
1½ l	Wasser
50 g	Couscous oder weißer Basmatireis

50 g	gewürfelte Tomaten
1 $\frac{1}{2}$ TL	Curry
$\frac{1}{8}$ TL	schwarzer Pfeffer
1 TL	Salz

Geben Sie Linsen, Zwiebeln, Knoblauch, Kümmel und Wasser in einen großen Topf. Den Topf zudecken und auf kleiner Flamme ca. 50 Minuten kochen, bis die Linsen gar sind.

Couscous oder Reis, Tomaten, Curry und Pfeffer unterrühren. Kochen lassen, bis Couscous oder Reis weich ist, ca. 10 Minuten für den Couscous und 15 Minuten für den Reis. Salzen Sie nach Geschmack.

Ergibt 8 Portionen.
Information zum Nährwert einer Portion:
111 Kalorien (2 % aus Fett); 6 g Eiweiß; 21 g Kohlenhydrate; 0,2 g Fett; 327 mg Natrium; 26 mg Kalzium

Cremige Limasuppe

Diese Suppe ist schnell zubereitet und schmeckt lecker. Wenn möglich, verwenden Sie frisches Basilikum und frische Petersilie. Das macht einen großen Unterschied.

1	zerkleinerte Zwiebel
1	große, gepresste Knoblauchzehe
500 ml	Wasser oder Gemüsebrühe
50 g	zerkleinerte Tomaten
50 g	zerkleinerter Kohl
1 EL	frisches (oder getrocknetes) Basilikum
1	kleine Dose abgetropfte Limabohnen
$\frac{1}{8}$ TL	schwarzer Pfeffer
200 ml	Sojamilch
2 EL	frische gehackte Petersilie
$\frac{1}{2}$ TL	Salz

Erhitzen Sie 100 ml Wasser in einem großen Topf und fügen Sie die Zwiebel und den Knoblauch hinzu. Ca. 5 Minuten kochen lassen, bis die Zwiebeln weich sind. Tomaten, Kohl, Basilikum, Limabohnen, Pfeffer und verbleibendes Wasser oder Gemüsebrühe dazugeben. Auf kleiner Flamme 15 Minuten kochen.

Drei Schöpflöffel in einen Mixer geben und Sojamilch sowie frische Petersilie hinzufügen. Auf kleiner Stufe mixen, bis eine glatte Masse entsteht. Zurück in den Topf geben und erhitzen (nicht kochen lassen), bis die Suppe dampfend heiß ist.

Ergibt 4 bis 6 Portionen.

Information zum Nährwert einer Portion:
145 Kalorien (5% aus Fett); 6 g Eiweiß; 28 g Kohlenhydrate; 0,8 g Fett; 308 mg Natrium; 97 mg Kalzium

Schnelle orientalische Nudelsuppe mit Gemüse

Orientalische Nudelsuppen enthalten schnellkochende, getrocknete Nudeln und eine Packung mit einer würzigen Brühe. Indem Sie Ihr eigenes frisches Gemüse hinzufügen, können Sie rasch ein schnelles und nahrhaftes Mahl zubereiten. Orientalische Nudelsuppen gibt es in vielen Geschmacksrichtungen in Reformhäusern und Supermärkten. Wählen Sie Marken, denen keine tierischen Fette oder Öle zugesetzt sind.

1	Packung orientalische Nudelsuppe
50 g	gehackter Brokkoli
1	Frühlingszwiebel, in Scheiben

Befolgen Sie die Kochanweisungen auf der Packung der orientalischen Nudelsuppe: Lassen Sie Wasser aufkochen und geben Sie Brokkoli und Nudeln hinzu. Kochen, bis die Nudeln weich sind, dann die Gewürzmischung und die Zwiebelscheiben dazugeben. Sofort essen.

Ergibt 2 Portionen.
Information zum Nährwert einer Portion:
85 Kalorien (8% aus Fett); 3 g Eiweiß; 17 g Kohlenhydrate; 0,8 g Fett;
81 mg Natrium; 13 mg Kalzium

Herbsteintopf

Basierend auf indianischen Nahrungsmitteln – Mais und Bohnen – ist dieses Gericht genau das Richtige für den Herbst. Dazu gibt's warmes Brot und frischen, grünen Salat.

100 ml	Wasser oder Gemüsebrühe
1 EL	leichte Sojasauce
1	zerkleinerte Zwiebel
1	gewürfelte rote Paprika
4	große, gepresste Knoblauchzehen
1	kleine Dose Tomatenpüree
200 ml	Wasser
1 TL	Oregano
1 TL	Chilipulver
½ TL	Kümmel
¼ TL	schwarzer Pfeffer
1	kleine Dose Kidneybohnen
150 g	frischer oder gefrorener Mais

Wasser mit Sojasauce in einem großen Topf erhitzen und Zwiebel, Paprika und Knoblauch hineingeben. Auf mittlerer Flamme kochen, bis die Zwiebeln glasig sind und ein Großteil des Wassers verdunstet ist.
Geben Sie Tomaten, Wasser, Oregano, Chili, Kümmel und Pfeffer dazu. Zugedeckt 10 Minuten kochen lassen, dann die Kidneybohnen und den Mais hinzufügen. 5 Minuten kochen lassen.

Ergibt 8 Portionen.
Information zum Nährwert einer Portion:
132 Kalorien (4% aus Fett); 5 g Eiweiß; 27 g Kohlenhydrate; 0,5 g Fett;
267 mg Natrium; 44 mg Kalzium

Kartoffelsuppe mit Kohl

4	geschälte und gewürfelte Kartoffeln
1	große, gewürfelte Zwiebel
200 g	zerkleinerter Kohl
800 ml	Gemüsebrühe oder Wasser
200 ml	Soja- oder Reismilch
$^{1}/_{2}$–1 TL	Salz

Geben Sie Kartoffeln, Zwiebeln und Kohl zusammen mit Wasser oder Gemüsebrühe in einen großen Topf. Kurz aufkochen lassen und auf kleiner Flamme 15 Minuten köcheln lassen. 600 ml der Suppe und Soja- oder Reismilch in einen Mixer füllen und so lange mixen, bis eine glatte Masse entsteht. Wieder in den Topf geben. Nach Geschmack salzen.

Ergibt 6 bis 8 Portionen.
Information zum Nährwert einer Portion:
139 Kalorien (2 % aus Fett); 3 g Eiweiß; 31 g Kohlenhydrate; 0,3 g Fett; 292 mg Natrium; 47 mg Kalzium

Schwarze Bohnensuppe

Dieses beliebte lateinamerikanische Gericht ist herzhaft, gesund und sehr fettarm.

1	zerkleinerte Zwiebel
3	gepresste Knoblauchzehen
2	Selleriestangen, in Streifen geschnitten
1	gewürfelte Karotte
1	gewürfelte Kartoffel
400 ml	Gemüsebrühe oder Wasser
2	kleine Dosen schwarze Bohnen, nicht abtropfen
1 TL	Oregano
1 TL	Kümmel
1 EL	Zitronensaft

Alle Zutaten außer dem Zitronensaft in einen großen Topf geben und auf kleiner Flamme kochen lassen. Zugedeckt 15 Minuten kochen. Ca. 500 ml in einen Mixer füllen und auf kleiner Stufe mixen, bis eine glatte Masse entsteht. Wieder in den Topf schütten und Zitronensaft hinzufügen.

Ergibt 6 Portionen.

Information zum Nährwert einer Portion:

138 Kalorien (2 % aus Fett); 6 g Eiweiß; 28 g Kohlenhydrate; 0,3 g Fett; 198 mg Natrium; 43 mg Kalzium

Salate und Salatsaucen

Rezepte für Salatsaucen können leicht fettfrei gemacht werden, indem man statt des Öls Wasser, Gemüsebrühe, Kochwasser von Bohnen oder gewürzten Reisessig benutzt. Dieser Abschnitt enthält Rezepte sowohl für fettfreie Saucen als auch für fettfreie Salate.

Fettfreie Sauce

Gewürzter Reisessig ist eine einfache, leckere Sauce für Salate und gekochtes Gemüse. Überschüssige Sauce hält sich für zwei bis drei Wochen im Kühlschrank.

100 ml	gewürzter Reisessig
1–2 TL	Dijonsenf
1	gepresste Knoblauchzehe

Verrühren Sie alle Zutaten mit dem Schneebesen. Als Salatsauce oder Sauce für gedünstetes Gemüse verwenden.

Ergibt 100 ml.
Information zum Nährwert eines Esslöffels:
14 Kalorien (0% aus Fett); 0,9 g Eiweiß; 3 g Kohlenhydrate; 0 g Fett; 310 mg Natrium; 1 mg Kalzium

Einfache und pikante Sauce

Diese Sauce ist ein bisschen scharf und hat einen mexikanischen Touch.

50 ml	gewürzter Reisessig
2 EL	Tomatenketschup
1 TL	Senf
1	gepresste Knoblauchzehe
$\frac{1}{2}$ TL	Paprika
$\frac{1}{4}$ TL	Oregano
$\frac{1}{8}$ TL	gemahlener Kümmel

Alle Zutaten mit dem Schneebesen verrühren.

Information zum Nährwert eines Esslöffels:
12 Kalorien (0% aus Fett); 0 g Eiweiß; 3 g Kohlenhydrate; 0 g Fett; 210 mg Natrium; 1,5 mg Kalzium

Balsamico-Vinaigrette

Balsamico-Essig ist ein leckerer italienischer Weinessig mit einem sanften Geschmack, der genau richtig für Salate ist.

2 EL	Balsamico-Essig
2 EL	gewürzten Reisessig
2 EL	Wasser
1–2	Knoblauchzehen, zerdrückt

Vermengen Sie alle Zutaten mit einem Schneebesen.

Ergibt 30 ml.
Information zum Nährwert eines Esslöffels:
6 Kalorien (0% aus Fett); 0 g Eiweiß; 1,5 g Kohlenhydrate; 0 g Fett; 99 mg Natrium; 1 mg Kalzium

Currysauce

3 EL	gewürzter Reisessig
3 EL	Wasser
2 TL	Senf
1 TL	leichte Sojasauce
1 TL	Zucker oder entsprechende Menge Süßstoff
½ TL	Curry
¼ TL	schwarzer Pfeffer

Alle Zutaten mit dem Schneebesen verrühren.

Ergibt 50 ml.
Information zum Nährwert eines Esslöffels:
9 Kalorien (0% aus Fett); 0 g Eiweiß; 2 g Kohlenhydrate; 0 g Fett;
151 mg Natrium; 1 mg Kalzium

Salat mit gemischtem Grün

Vorgewaschene Mischungen aus grünem Salat gibt es in den meisten Supermärkten und Reformhäusern. Diese Mischungen sind genauso lecker wie farbenfroh und ergeben mit ein bisschen Sauce einen guten Salat. Anderes Gemüse kann weiteren Geschmack und Nährwert beisteuern, wie die folgenden Rezepte zeigen.

½	rote oder gelbe Paprika, entkernt und in Streifen
1	rote oder gelbe Tomate, gewürfelt
50 g	geschälte und in Scheiben geschnittene Gurke
100 g	vorgewaschener Salatmix
3 EL	fettfreie Sauce

Geben Sie alle Zutaten in eine Schüssel, vorsichtig mischen. Träufeln Sie Ihre Lieblingssauce darüber.

Ergibt 6 Portionen.
Information zum Nährwert einer Portion:
20 Kalorien (3% aus Fett); 0,2 g Eiweiß; 4 g Kohlenhydrate; 0,19 g Fett;
160 mg Natrium; 42 mg Kalzium

Salat mit vier Bohnensorten

Dieser farbenfrohe Salat ist schnell zubereitet und hält sich gut.

1	kleine Dose abgetropfte Kidneybohnen
1	kleine Dose abgetropfte weiße Bohnen
150 g	Limabohnen
1	kleine Dose Chilibohnen ohne Fleisch, mit Sud
1	große rote Paprika, gewürfelt
50 g	fein gewürfelte Zwiebel
300 g	Mais, frisch oder gefroren
50 ml	gewürzter Reisessig
2 EL	Apfelessig oder destillierter Essig
1	Zitrone, entsaftet
2 TL	Kümmel
1 TL	Koriander
$^1/_8$ TL	Cayennepfeffer

Kidneybohnen, weiße Bohnen und Limabohnen in eine Schüssel geben. Chilibohnen mit Sud dazugeben. Paprika, Zwiebel und Mais untermengen.

Die verbleibenden Zutaten mit dem Schneebesen verquirlen und über den Salat geben. Mindestens eine Stunde kühl stellen.

Ergibt 10 Portionen.
Information zum Nährwert einer Portion:
216 Kalorien (2% aus Fett); 11 g Eiweiß; 41 g Kohlenhydrate; 0,5 g Fett;
104 mg Natrium; 52 mg Kalzium

146

Schneller und farbenfroher Couscoussalat

Couscous ist eine Grießart, die beinahe sofort gar ist und gut für einen schnellen und einfachen Salat ist.

100 g	Couscous
200 ml	kochendes Wasser
1	gewürfelte rote Paprika
1	Gurke, geschält, entkernt und gewürfelt
1	geriebene Karotte
50 g	Rosinen oder Johannisbeeren
2 EL	Zitronensaft
1 EL	Apfelessig
1 EL	Apfelsaft
1 TL	Senf
½ TL	Salz
½ TL	Curry
¼ TL	Kümmel

Couscous in eine große Schüssel geben und kochendes Wasser darübergießen. Gleich umrühren, um alles unterzumengen, dann abdecken und für 5 bis 10 Minuten ziehen lassen. Mit einer Gabel auflockern. Kühlen.

Wenn der Couscous abgekühlt ist, die gewürfelte Paprika, Gurke, die geriebene Karotte und die Rosinen untermengen.

Zitronensaft, Essig, Apfelsaft, Senf und Gewürze vermischen und über den Salat geben. Vorsichtig unterheben.

Ergibt 6 Portionen.
Information zum Nährwert einer Portion:
117 Kalorien (1 % aus Fett); 3 g Eiweiß; 26 g Kohlenhydrate; 0,2 g Fett; 198 mg Natrium; 16 mg Kalzium

Kartoffelsalat

Fettfreier Kartoffelsalat sieht nicht nur lecker auf dem gedeckten Tisch aus, er schmeckt auch gut.

4	große, fest kochende Kartoffeln, gewaschen
1	kleine rote Zwiebel, in dünne Scheiben geschnitten
1	gelbe oder rote Paprika, entkernt und in Streifen geschnitten
1	Hand voll fein gehackte Petersilie
50 ml	Apfelessig
50 ml	frischer Zitronensaft
2 EL	gewürzter Reisessig
2	gepresste Knoblauchzehen
2 TL	Senf
$1/4$–$1/2$ TL	schwarzer Pfeffer

Kartoffeln in kleine Stücke schneiden und über kochendem Wasser etwa 10 bis 15 Minuten dünsten, bis sie knapp gar sind,. Mit kaltem Wasser abschrecken und in einer großen Schüssel abkühlen lassen. Wenn die Kartoffeln kalt sind, Zwiebeln, Paprika und Petersilie hinzufügen. Die verbleibenden Zutaten zu einer Salatsauce vermengen. Über den Salat geben und vorsichtig unterheben.

Ergibt 8 Portionen.
Information zum Nährwert einer Portion:
90 Kalorien (2% aus Fett); 2 g Eiweiß; 20 g Kohlenhydrate; 0,2 g Fett; 124 mg Natrium; 17 mg Kalzium

Spinatsalat mit Currysauce

Dieser wunderbare Spinatsalat vereint leckeren Geschmack und appetitliche Beschaffenheit. Es geht besonders schnell, wenn Sie vorgewaschenen Spinat verwenden.

148

1	Bund frischer Spinat, gewaschen oder vorgewaschener Spinat aus der Packung
1	grüner Apfel, gewürfelt
2	Schalotten inklusive der grünen Spitzen, in feine Scheiben geschnitten
50 g	goldene Rosinen
3 EL	gewürzter Reisessig
3 EL	Apfelsaft
2 TL	Senf
1 TL	leichte Sojasauce
½ TL	Curry
¼ TL	schwarzer Pfeffer

Geben Sie den Spinat mit dem Apfel, der Zwiebel und den Rosinen in eine große Salatschüssel. Essig, Apfelsaft, Senf, Sojasauce, Curry und schwarzen Pfeffer mit einem Schneebesen verquirlen. Über den Salat gießen und vorsichtig unterheben.

Ergibt 6 bis 8 Portionen.
Information zum Nährwert einer Portion:
45 Kalorien (2 % aus Fett); 1,3 g Eiweiß; 9 g Kohlenhydrate; 0,1 g Fett; 210 mg Natrium; 65 mg Kalzium

Aztekensalat

Dieser Salat ist ein Feuerwerk an Farbe und Geschmack. Er kann im Voraus zubereitet werden und hält sich einige Tage lang. Wenn Sie Cilantro mögen, dann nehmen Sie doch einfach ein bisschen mehr.

2	kleine Dosen schwarze Bohnen
50 g	fein gehackte rote Zwiebel
1	gewürfelte grüne Paprika
1	gewürfelte Tomate
300 g	Mais
1	gute Hand voll frischen, gehackten Cilantro (wenn Sie wollen)

2 EL	gewürzter Reisessig
2 EL	Apfelessig oder destillierter Essig
1	Limone oder Zitrone, entsaftet
2	gepresste Knoblauchzehen
2 TL	Kümmel
1 TL	Koriander
½ TL	Cayenne

Die Bohnen abtropfen lassen und in einer großen Schüssel mit Zwiebel, Paprika, Tomate, Mais und Cilantro mischen. Essig, Knoblauch, Limonen- oder Zitronensaft und Gewürze in einer kleinen Schüssel verrühren und über den Salat gießen. Unterrühren.

Ergibt 10 Portionen.
Information zum Nährwert einer Portion:
143 Kalorien (2 % aus Fett); 7 g Eiweiß; 30 g Kohlenhydrate; 0,3 g Fett; 171 mg Natrium; 31 mg Kalzium

Nudelsalat

Wenn Sie eine gekaufte fettfreie Sauce verwenden, dann geht dieser Salat schnell. Wenn Sie Ihre eigene Sauce machen wollen, dann verwenden Sie das Rezept für fettfreie Sauce auf Seite 135.

200 g	Nudeln (Spiralnudeln, Muscheln, etc.), ungekocht
200 ml	fettfreie italienische Sauce (selbst gemacht oder gekauft)
200 g	gekochte Kidneybohnen, abgetropft
200 g	gekochte Kichererbsen, abgetropft
1	rote Paprika, entkernt und gewürfelt
3–4	Schalotten, in Scheiben geschnitten
1	kleine Dose Artischocken in Wasser eingelegt, abgetropft (wenn Sie wollen)

Nudeln in großem Topf gemäß Packungsanweisung al dente kochen. Mit kaltem Wasser abschrecken, abtropfen lassen und in eine große Schüssel geben. Die Salatsauce darübergeben und die restlichen Zutaten untermengen.

Ergibt 8 Portionen.
Information zum Nährwert einer Portion:
198 Kalorien (3% aus Fett); 7 g Eiweiß; 40 g Kohlenhydrate; 0,8 g Fett; 157 mg Natrium; 42 mg Kalzium

Weißer Bohnensalat

Sie werden das Aroma dieses supereinfachen Salates mögen.

1	kleine Dose weißer Bohnen, abgetropft
1	kleine rote Paprika, gewürfelt
1	gute Hand voll Petersilie
2 EL	Zitronensaft (1 Zitrone)
2 TL	Balsamico-Essig
1/4 TL	Knoblauchpulver
1/4 TL	schwarzer Pfeffer

Alle Zutaten in eine große Schüssel geben. 10 bis 15 Minuten ziehen lassen, wenn möglich.

Ergibt 4 bis 6 Portionen.
Information zum Nährwert einer Portion:
103 Kalorien (2% aus Fett); 6 g Eiweiß; 19 g Kohlenhydrate; 0,2 g Fett; 184 mg Natrium; 63 mg Kalzium

Gurkensalat

Dieser Salat ist farbenfroh, schnell zubereitet und hält sich gut. Er schmeckt besonders lecker zu Chilispeisen, Currygerichten und anderen scharfen Speisen.

151

3	Gurken
2	Tomaten
$\frac{1}{2}$	kleine rote Zwiebel
$\frac{1}{2}$	TL Basilikum
$\frac{1}{2}$	TL Dill
1 EL	gehackte, frische Petersilie
	Apfelessig

Die Gurken schälen, der Länge nach halbieren und entkernen. Schneiden Sie die Gurken in mundgerechte Stücke. Die Tomaten und Zwiebel würfeln. Alles Gemüse zusammen in eine Schüssel geben, dann mit Basilikum, Dill und frischer Petersilie bestreuen. So viel Essig dazugeben, dass das Gemüse überzogen ist und untermengen. Kalt stellen, wenn möglich.

Ergibt 6 Portionen.
Information zum Nährwert einer Portion:
35 Kalorien (4% aus Fett); 1 g Eiweiß; 7 g Kohlenhydrate; 0,2 g Fett; 7 mg Natrium; 28 mg Kalzium

Gemüse

Brokkoli mit fettfreier Sauce

Sie werden diesen Brokkoli mit seiner leckeren, fettfreien Sauce mögen, die leicht zuzubereiten ist, sich gut im Kühlschrank hält und auch mit anderem Gemüse prima schmeckt.

1	Bündel Brokkoli
50 ml	Reisessig
1 TL	Senf
1	gepresste Knoblauchzehe

Die Brokkoliröschen in mundgerechte Stücke brechen. Die Stiele schälen und in kleine Scheiben schneiden. Ca. 3 Minuten dünsten, bis der Brokkoli gar ist.

Während der Brokkoli noch dampft, die Saucenzutaten in einer Salatschüssel mit einem Schneebesen verquirlen. Den Brokkoli hinzugeben und untermengen.

Ergibt 4 bis 6 Portionen.
Information zum Nährwert einer Portion:
32 Kalorien (4 % aus Fett); 1,5 g Eiweiß; 6 g Kohlenhydrate; 0,2 g Fett; 216 mg Natrium; 88 mg Kalzium

Geschmorter Kohl

Dieser einfache Kochvorgang bringt das süße Aroma des Kohl hervor.

100 ml	Wasser
400 g	Kohl, grob zerkleinert
	Salz und frischen schwarzen Pfeffer

Wasser in einer Pfanne zum Kochen bringen. Kohl untermischen, ca. 5 Minuten zugedeckt kochen lassen, bis er gerade gar ist. Mit Salz und Pfeffer bestreuen.

Ergibt 2 bis 3 Portionen.

Information zum Nährwert einer Portion:
16 Kalorien (0% aus Fett); 0,5 g Eiweiß; 4 g Kohlenhydrate; 0 g Fett; 80 mg Natrium; 33 mg Kalzium

Einfach fantastische Auberginen

Auberginen schmecken das ganze Jahr hindurch. Man kann sie auf verschiedene Arten zubereiten, aber hier ein Rezept für den Anfang.

1	Aubergine
50–100 ml	Wasser
1–2 TL	leichte Sojasauce
1 EL	Ahornsirup

Die Aubergine schälen und entkernen. Dann in 2 cm große Würfel schneiden und in einen großen Topf mit Wasser, Sojasauce und Ahornsirup geben. Zudecken und über kleiner Hitze köcheln, bis die Aubergine gar ist (prüfen Sie mit einer Gabel).

Ergibt 200 g.
Information zum Nährwert einer Portion:
92 Kalorien (6% aus Fett); 2 g Eiweiß; 19 g Kohlenhydrate; 1 g Fett;
102 mg Natrium; 33 mg Kalzium

Gedünsteter Grünkohl

Grünkohl ist eine exzellente Quelle für Kalzium und Beta-Karotin. Außerdem ist er lecker, wenn er dem unten stehenden Rezept entsprechend zubereitet wird. Das Geheimnis für wirklich schmackhaften Grünkohl ist, junge, zarte Blätter zu verwenden.

1	Bund (ca. 1 Pfund) Grünkohl
100 ml	Wasser
1 TL	leichte Sojasauce
2–3	gepresste Knoblauchzehen

Den Grünkohl waschen, die Stiele entfernen und die Blätter in zentimetergroße Streifen schneiden. Das Wasser mit der Sojasauce zusammen in einem großen Topf erhitzen und den Knoblauch dazugeben. 30 Sekunden kochen, den Kohl hinzufügen, umrühren und zugedeckt auf mittlerer Hitze 3 bis 5 Minuten kochen lassen. Wenn nötig, Wasser esslöffelweise hinzufügen, um das Anbrennen des Kohls zu verhindern.

Ergibt 400 ml.
Information zum Nährwert einer Portion:
61 Kalorien (6% aus Fett); 3 g Eiweiß; 11 g Kohlenhydrate; 0,4 g Fett;
101 mg Natrium; 158 mg Kalzium

Grüne Bohnen mit süßen Zwiebeln

Die grünen Bohnen nehmen in diesem Rezept einen leicht asiatischen Geschmack an.

500 g	frische grüne Bohnen
50 ml	Wasser
1 EL	leichte Sojasauce
1 EL	Reisessig
1	mittelgroße gelbe Zwiebel, in Scheiben geschnitten

Erhitzen Sie Wasser, Sojasauce und Reisessig in einer großen Pfanne. Die Zwiebelscheiben hinzufügen und ca. 3 bis 5 Minuten auf mittlerer Flamme kochen lassen, bis die Zwiebeln weich sind. Auf kleiner Hitze weiterkochen, bis beinahe alle Flüssigkeit verdunstet ist und die Zwiebeln bräunlich und süß sind. Die gedünsteten Bohnen hinzufügen und untermengen.

Ergibt 6 Portionen.
Information zum Nährwert einer Portion:
36 Kalorien (0% auf Fett); 2 g Eiweiß; 7 g Kohlenhydrate; 0 g Fett; 105 mg Natrium; 36 mg Kalzium

Geröstete Süßkartoffeln

4	Süße Kartoffeln
1 TL	Knoblauchpulver
1 TL	italienische Gewürzmischung
¼ TL	Salz
	frisch gemahlener schwarzer Pfeffer

Den Ofen auf 200 °C vorwärmen. Die Kartoffeln säubern und in Stücke schneiden. Ein Backblech mit Öl bestreichen. Die Süßkartoffelstücke auf das Backblech geben und mit Gewürzen bestreuen, dann rütteln, um die Gewürze zu verteilen. Ca. 25–30 Minuten backen, bis die Kartoffeln weich sind, wenn sie mit der Gabel angestochen werden.

Ergibt 6 Portionen.
Information zum Nährwert einer Portion:
158 Kalorien (0% aus Fett); 1,5 g Eiweiß; 38 g Kohlenhydrate; 0 g Fett; 100 mg Natrium; 19 mg Kalzium

Ofenfritten

Großartige Fritten ohne Fett!

4	mittelgroße Kartoffeln
2 TL	Knoblauchpulver
2 TL	italienische Kräutermischung
$1/2$ TL	Paprika
	frisch gemahlener schwarzer Pfeffer

Den Ofen auf 250 °C vorheizen. Die Kartoffeln waschen und in Streifen schneiden. Ein Backblech leicht mit Öl bestreichen, sodass nichts anbrennen kann. Kartoffeln darauf ausbreiten. Mit Gewürzen leicht bestreuen und gut verteilen. Ca. 30 Minuten backen, bis Pommes frites weich sind (testen Sie mit einer Gabel).

Ergibt 6 Portionen.

Information zum Nährwert einer Portion:
147 Kalorien (0,5 % aus Fett); 2 g Eiweiß; 34 g Kohlenhydrate; 0,1 g Fett; 100 mg Natrium; 14 mg Kalzium

Goldene Kartoffeln

Garnieren Sie diese farbenfrohen und scharfen Kartoffeln mit Chutney. Dazu gibt es Linsen- oder Bohnensuppe.

4	große fest kochende Kartoffeln
2 TL	ganze Senfkörner
$1/2$ TL	Gelbwurz
$1/2$ TL	Kümmel
$1/4$ TL	Ingwer
$1/8$ TL	Cayenne
$1/8$ TL	schwarzer Pfeffer
200 g	gehackte Zwiebel
$1 1/2$ TL	leichte Sojasauce

Die Kartoffeln waschen und in zentimetergroße Würfel schneiden. Ca. 20 bis 25 Minuten dünsten, bis sie gar sind. Ganz abkühlen lasssen.

Die Stücke in einer beschichteten Pfanne, die nicht anbrennt, 1 bis 2 Minuten lang rösten, dann vorsichtig 100 ml Wasser dazugeben. Die Zwiebeln dazugeben und unter häufigem Rühren ca. 5 Minuten kochen, bis sie weich sind. Die kalten Kartoffeln hinzufügen zusammen mit dem verbleibenden Wasser und der Sojasauce. Rühren und auf mittlerer Flamme 5 Minuten lang kochen. Vor dem Servieren umrühren.

Ergibt 6 Portionen.

Information zum Nährwert einer Portion:
161 Kalorien (1 % aus Fett); 3 g Eiweiß; 37 g Kohlenhydrate; 0,1 g Fett; 62 mg Natrium; 24 mg Kalzium

Getreide

Brauner Reis

Wenn man braunen Reis in extra Wasser kocht, dann garantiert das jedes Mal perfekten Reis, und es reduziert die Kochzeit. Rösten macht diesen braunen Reis lecker.

200 g	kurzkörniger brauner Reis
600 ml	Wasser
½ TL	Salz (wenn Sie wollen)

Den Reis in einer Pfanne waschen, dann das Wasser abschütten. Die Pfanne mit dem feuchten Reis auf mittlerer bis großer Hitze für 1 Minute unter ständigem Rühren rösten, bis der Reis trocken ist. Aufhören, wenn der Reis ganz trocken ist – wir machen kein Popcorn. Wasser hinzufügen, aufkochen und zugedeckt auf kleiner Flamme 35 bis 40 Minuten kochen lassen, bis der Reis weich und doch noch ein bisschen knackig ist. Zerkochen Sie ihn nicht. Das überschüssige Wasser abschütten. Dazu gibt es Bohnen, Gemüse, Curry oder ein bisschen Sojasauce.

Ergibt 600 g Reis.
Information zum Nährwert von 200 g:
115 Kalorien (4% aus Fett); 2,5 g Eiweiß; 25 g Kohlenhydrate; 0,5 g Fett; 176 mg Natrium; 13 mg Kalzium

Schnelles Reiskonfetti

Dieser farbenfrohe Reispilaf hat kein zusätzliches Fett, verwenden Sie deshalb eine antihaftbeschichtete Pfanne.

400 g	gekochter brauner Reis
2 EL	Wasser oder Brühe
100 g	Mais
100 g	Erbsen
100 g	gewürfelte Paprika, frisch oder aus der Dose
½ TL	Curry
50 g	Rosinen (wenn Sie wollen)
	Salz nach Geschmack

Wasser in eine Pfanne geben und mit dem Reis kochen. Mit einem Bratenwender oder Kochlöffel die Reiskörner auf die Seite schieben. Die verbleibenden Zutaten hinzufügen und erhitzen, bis sie dampfend heiß sind. Salz nach Geschmack hinzufügen.

Ergibt 600 g.
Information zum Nährwert einer Portion:
109 Kalorien (3% aus Fett); 2,5 g Eiweiß; 24 g Kohlenhydrate; 0,3 g Fett; 112 mg Natrium; 14 mg Kalzium

Bulgur

Bulgur ist geschroteter Weizen, der geröstet wurde, um ihm einen leckeren, nussartigen Geschmack zu verleihen. Es ist in ca. 15 Minuten gar und kann mit vielen Speisen kombiniert werden, vom Chili bis zu geröstetem Gemüse.

400 ml	Wasser
100 g	Türkisches Getreid
½ TL	Salz

Wasser in einer hohen Pfanne zum Kochen bringen, dann den Bulgur hineingeben. Auf kleiner Flamme ca. 15 Minuten kochen bis das Getreide gar ist.

Ergibt ca. 450 g.
Information zum Nährwert einer Portion:
113 Kalorien (2% aus Fett); 4 g Eiweiß; 24 g Kohlenhydrate; 0,2 g Fett; 216 mg Natrium; 14 mg Kalzium

Spanischer Bulgur

Geschroteter und gerösteter Weizen lässt sich leicht in einen schnellen und leckeren spanischen Pilaf verwandeln. Zusammen mit Chili oder mexikanischen Bohnen servieren.

100 g	geschroteter Bulgurweizen
350 ml	kochendes Wasser
2 TL	leichte Sojasauce
1 TL	Knoblauchpulver
$^2/_3$ TL	Chilipulver
$^1/_2$ TL	gemahlener Kümmel
$^1/_4$ TL	Salz

Den geschroteten Weizen in eine große Schüssel geben und kochendes Wasser darübergießen. Die Schüssel zugedeckt 30 Minuten lang stehen lassen, bis das Getreide weich ist. Den Weizen in eine große Pfanne geben und die restlichen Gewürze hinzufügen. Mit einem Bratenwender untermengen und weiterkochen, bis die Masse heiß ist. Sofort servieren.

Ergibt 450 g.
Information zum Nährwert einer Portion:
100 Kalorien (2 % aus Fett); 4 g Eiweiß; 21 g Kohlenhydrate; 0,2 g Fett; 167 mg Natrium; 14 mg Kalzium

Couscous

Couscous ist in wenigen Minuten gekocht und kann als Beilage oder Salat verwandt werden.

300 ml	kochendes Wasser
$^1/_2$ TL	Salz
200 g	Couscous

Leicht gesalzenes Wasser in einer Pfanne zum Kochen bringen. Den Couscous untermischen, von der Herdplatte nehmen und zudecken. 10 bis 15 Minuten ziehen lassen, dann mit einer Gabel auflockern und fertig.

Ergibt 600 g.
Information zum Nährwert einer Portion:
91 Kalorien (0% aus Fett); 3 g Eiweiß; 20 g Kohlenhydrate; 0 g Fett; 93 mg Natrium; 1 mg Kalzium

Polenta

Polenta, ein grob gemahlenes Maismehl, ist seit langer Zeit in Norditalien ein Grundnahrungsmittel. Es ist schnell gekocht mit einer leckeren, scharfen Sauce. Die gekochte Polenta auf eine Platte geben und die Sauce darübergießen oder in eine Kastenform füllen, kalt stellen, in Scheiben schneiden und grillen.

200 g	Polenta
200 ml	kaltes Wasser
½–1 TL	Salz
800 ml	kochendes Wasser

Die Polenta in einer Pfanne in kaltes Wasser rühren. Salz und kochendes Wasser untermischen und auf kleiner Flamme ca. 15 Minuten köcheln. Häufig umrühren, bis die Polenta dickflüssig wird.

Ergibt 800 g.
Information zum Nährwert einer Portion:
62 Kalorien (3% aus Fett); 1,5 g Eiweiß; 14 g Kohlenhydrate; 0,2 g Fett; 267 mg Natrium; 2 mg Kalzium

Hauptgerichte

Nudeln
mit geröstetem Sommergemüse

Es ist ein glücklicher Zufall, dass der einfachste Weg, Gemüse zuzubereiten auch der leckerste ist. Das Rösten von Gemüse im Ofen braucht nur wenige Minuten.

3	Zucchini
1	große rote Zwiebel
1	große rote Paprika, entkernt
100 g	zwei kleine, feste Champignons
250 g	sehr festen Tofu, in 2 cm große Würfel geschnitten (wenn Sie wollen)
1 TL	Knoblauchpulver
1 TL	italienische Kräutermischung
1 TL	Chilipulver
$\frac{1}{2}$ TL	Salz
$\frac{1}{4}$ TL	schwarzer Pfeffer
350 g	Nudeln, vorzugsweise Vollkorn
1	geachtelte Tomaten

Den Ofen auf 250 °C vorheizen. Zucchini, Zwiebel und Paprika grob zerkleinern und in eine große Schüssel geben. Die Pilze säubern und auch in die Schüssel geben. Die Tofuwürfel vorsichtig untermischen, wenn Sie wollen. Mit Knoblauchpulver, italienischen Kräutern, Chilipulver, Salz und Pfeffer bestreuen und durch vorsichtiges Schütteln verteilen. Das Gemüse in einer

Lage auf einem Backblech ausbreiten und im vorgeheizten Ofen ca. 10 Minuten backen, bis es weich ist.

Die Nudeln gemäß Packungsanweisung kochen. Abschrecken und auf einen großen Teller oder eine Platte geben. Mit geröstetem Gemüse und frischen Tomaten garnieren.

Ergibt 6 bis 8 Portionen.

Information zum Nährwert einer Portion:
172 Kalorien (8 % aus Fett); 10 g Eiweiß; 29 g Kohlenhydrate; 1,5 g Fett; 84 mg Natrium; 72 mg Kalzium

Ganz Prima Pasta

Mixen Sie Nudeln mit Gemüse und Bohnen und Sie erhalten Sie ein leckeres Mahl.

100 ml	Wasser oder Gemüsebrühe
1	zerkleinerte Zwiebel
1	gewürfelte Paprika
1	in Scheiben geschnittene Karotte
1	in Scheiben geschnittene Selleriestange
100 g	Champignons, in Scheiben geschnitten
1	kleine Dose mit pürierten Tomaten
1	kleine Dose Kidneybohnen, abgetropft
1 TL	Basilikum
½ TL	Paprika
½ TL	schwarzer Pfeffer
1 EL	leichte Sojasauce
250 g	Spiralnudeln

Wasser oder Brühe in einem großen Topf erhitzen. Die Zwiebeln 3 Minuten lang kochen, dann Paprika, Karotten und Sellerie dazugeben und weitere 5 Minuten auf mittlerer Flamme kochen lassen. Die Pilze hinzufügen, dann zugedeckt weitere 7 Minuten lang kochen lassen, gelegentlich umrühren. Tomaten, Kidney-bohnen, Basilikum, Paprika, Pfeffer und Sojasauce hineingeben und zugedeckt 10 bis 15 Minuten kochen lassen.

Die Nudeln in einen großen Topf mit kochendem Wasser geben und kochen, bis sie al dente sind. Abschrecken und ab-tropfen lassen, dann zum Servieren unter die Gemüsemischung geben.

Ergibt 8 Portionen.
Information zum Nährwert einer Portion:
147 Kalorien (2 % aus Fett); 6,5 g Eiweiß; 29 g Kohlenhydrate; 0,4 g Fett; 77 mg Natrium; 38 mg Kalzium

Superchili

Wenn Sie eine große Schüssel Chili am Sonntag machen, dann lässt es sich unter der Woche schnell wieder aufwärmen. Das Rezept verwendet texturiertes vegetarisches Protein (TVP), das die gleiche Beschaffenheit und den gleichen Geschmack wie Hackfleisch hat, allerdings ohne jegliches Fett. Es ist in Reform-häusern erhältlich.

1	mittelgroße Dose pürierte Tomaten
1	Dose Tomatenmark
1	große gehackte Zwiebel
1	zerkleinerte grüne Paprika
200 g	TVP
200 ml	Wasser
1	Peperoni, fein gehackt
2 EL	Chilipulver (oder mehr)
1 TL	Kümmel
2 TL	Knoblauchpulver
1 TL	Oregano
$1/4$ TL	Piment
1	kleine Dose rote Kidneybohnen

Alle Zutaten außer den Kidneybohnen in eine große Pfanne geben. Zugedeckt 30 Minuten köcheln lassen. Abschmecken und Salz hinzugeben, falls nötig. Die Kidneybohnen hinzufügen. Kurz aufkochen lassen. Dazu gibt es heißen Reis oder Spagetti.

Ergibt 6 Portionen.
Information zum Nährwert einer Portion:
155 Kalorien (3 % aus Fett); 12 g Eiweiß; 25 g Kohlenhydrate; 0,5 g Fett; 370 mg Natrium; 88 mg Kalzium

Schnelles Chili

Nichts ist so gut an einem kalten Tag wie eine dampfende Schüssel heißes Chili. Texturiertes vegetarisches Protein (TVP), das dem Gericht Beschaffenheit und Geschmack verleiht, ist in Reformhäusern erhältlich.

200ml	Wasser oder Gemüsebrühe
1	gehackte Zwiebel
1	gewürfelte grüne Paprika
2	große gepresste Knoblauchzehen
100 g	TVP
1	kleine Dose Pintobohnen
1	kleine Dose Tomatensauce
200 g	Mais
1–2 TL	Chili
1 TL	Oregano
$^1/_2$ TL	gemahlener Kümmel
$^1/_8$ TL	Cayenne (mehr für einen schärferen Geschmack)

200 ml Wasser oder Gemüsebrühe in einem großen Topf erhitzen. Zwiebeln, Paprika und Knoblauch ca. 5 Minuten darin kochen, bis sie weich sind. Die restlichen Zutaten hineingeben und auf kleiner Flamme 30 Minuten köcheln lassen.

Ergibt 8 Portionen.
Information zum Nährwert einer Portion:
164 Kalorien (2% aus Fett); 10 g Eiweiß; 30 g Kohlenhydrate; 0,4 g Fett;
158 mg Natrium; 73 mg Kalzium

Schneller Maiskuchen mit Chili

Dies ist ein leckerer Auflauf mit würzigen Bohnen am Boden
und Maisbrot oben.

300 ml	Sojamilch
1$\frac{1}{2}$ EL	Essig
2	kleine Dosen Chilibohnen ohne Fleisch, mit Sud
300 g	Mais
1 TL	Backpulver
$\frac{1}{4}$ TL	Salz

Die Sojamilch mit dem Essig vermengen und zur Seite stellen.
Die Chilibohnen in eine Auflaufform geben und gleichmäßig
verteilen. Dann den Mais untermischen. Die Bohnenmischung
in den Ofen stellen und Ofen auf 200 °C stellen.

Maismehl, Backpulver und Salz in einer Schüssel vermengen.
Die Sojamilchmischung unterrühren. Wenn der Ofen eine
Temperatur von 200 °C erreicht hat, die Bohnenmischung her-
ausnehmen (vergessen Sie die Topflappen nicht!). Den Teig aus
Maismehl über die Bohnen geben und ca. 30 Minuten backen,
bis das Brot goldbraun ist.

Ergibt 8 Portionen.
Information zum Nährwert einer Portion:
234 Kalorien (14% aus Fett); 9 g Eiweiß; 41 g Kohlenhydrate; 4 g Fett;
329 mg Natrium; 28 mg Kalzium

Fiestaplatte

Pintobohnen werden mit Knoblauch und Kümmel gegart und auf braunem Reis mit grünem Salat serviert. Ein leckeres und sättigendes Mahl.

3	kleine Dosen Pintobohnen
4	große gepresste Knoblauchzehen
1½ TL	ganzer Kümmel
200 ml	Wasser
½ TL	Salz

Geben Sie die Pintobohnen mit ihrem Sud und Knoblauch, Kümmel und Wasser in einen großen Topf. 20 Minuten köcheln lassen.

Reis:
600 ml	Wasser
½ TL	Salz (wenn Sie wollen)
200 g	brauner Reis

Wasser zum Kochen bringen und Salz dazugeben, wenn Sie wollen. Dann den Reis hinzufügen. Zugedeckt auf mittlerer Flamme ca. 40 Minuten kochen, bis der Reis gar ist. Überschüssiges Wasser abschütten.

Salat:
1	Bund Blattsalat
1	in Scheiben geschnittene Gurke
1	gewürfelte Tomate

Salatsauce:
50 ml	Reisessig
1 TL	Senf
1	gepresste Knoblauchzehe

Den Salat waschen, trockentupfen und in kleine Stücke zupfen. Gurken und Tomaten hinzufügen. Essig, Senf und Knoblauch mit einem Schneebesen vermengen und über den Salat geben.

168

Einen großen Löffel voll Reis auf jeden Teller geben und mit Bohnen und ein wenig Sauce übergießen. Den Salat über die Bohnen geben oder getrennt servieren.

Ergibt 8 Portionen.
Information zum Nährwert einer Portion:
176 Kalorien (3% aus Fett); 6 g Eiweiß; 35 g Kohlenhydrate; 1 g Fett; 293 mg Natrium; 63 mg Kalzium

Würziges indonesisches Geschnetzeltes

Wenn das Gemüse fertig ist, dann ist dieses Gericht schnell zubereitet. Udon ist eine japanische Nudelart, die Sie im Supermarkt oder im Reformhaus finden können. Wenn Sie Udon nicht finden können, dann nehmen Sie Spagetti.

250 g	Spagetti oder Udonnudeln
100 ml	Wasser oder Gemüsebrühe
1	in Scheiben geschnittene Zwiebel
300 g	Champignons, in Scheiben
100 g	fester Tofu, gewürfelt
2	Selleriestangen, in Scheiben
100 g	zerkleinerter grüner Kohl
1	rote Paprika, entkernt und in Streifen geschnitten
200 g	Bohnensprossen (wenn Sie wollen)
1 TL	Piment
$\frac{1}{2}$ TL	Kümmel
$\frac{1}{4}$ TL	Cayenne
2 EL	leichte Sojasauce

Das Gemüse wie oben besagt zerkleinern. Die Nudeln in einem großen Topf al dente kochen. Abschrecken und abtropfen lassen.

Wasser oder Brühe in einer großen, beschichteten Pfanne erhitzen, Zwiebeln ca. 3 Minuten weich kochen. Pilze, Tofu und Sellerie hinzufügen und weitere 3 Minuten kochen. Den Kohl

169

und die Paprika dazugeben, dann zugedeckt 4 Minuten unter gelegentlichem Rühren kochen. Die Gewürze und die Sojasauce untermengen, anschließend die gekochten Nudeln hineingeben und vermengen.

Ergibt 8 Portionen.

Information zum Nährwert einer Portion:
107 Kalorien (8% aus Fett); 7 g Eiweiß; 17 g Kohlenhydrate; 1 g Fett; 172 mg Natrium; 70 mg Kalzium

Schäferkuchen

Ein herzhafter Gemüseeintopf mit einer Kruste aus Kartoffelbrei.

4	große, klein geschnittene Kartoffeln
50–100 ml	Sojamilch
½ TL	Salz
50 ml	Wasser oder Gemüsebrühe
2	gehackte Zwiebeln
1	große Paprika, gewürfelt
2	Karotten, in Scheiben
2	Selleriestangen, in Scheiben
125 g	Champignons, in Scheiben
1	kleine Dose Tomatenpüree
1	kleine Dose abgetropfte Kidneybohnen
½ TL	Paprika
½ TL	schwarzer Pfeffer
2 EL	leichte Sojasauce

Die Kartoffeln klein schneiden und dünsten, bis sie gar sind, dann stampfen. Dabei genug Sojamilch dazugießen, um sie glatt und streichfähig zu machen. Mit Salz abschmecken und zur Seite stellen.

Wasser oder Brühe in einem großen Topf erhitzen und Zwiebeln 3 Minuten lang kochen. Paprika, Karotten und Sellerie

170

dazugeben und weitere 5 Minuten auf mittlerer Flamme kochen lassen. Dann die Pilze hinzufügen und zugedeckt weitere 7 Minuten kochen lassen, gelegentlich umrühren. Tomaten, Kidneybohnen, Paprika, Pfeffer und Sojasauce hineingeben, abdecken und 10 bis 15 Minuten kochen lassen.

Das Gemüse in eine Backform geben und den Kartoffelbrei ebenmäßig darüber verteilen. Mit Paprika bestreuen. Bei 175 °C 30 Minuten lang backen, bis es heiß ist und Blasen schlägt.

Ergibt 8 Portionen.
Information zum Nährwert einer Portion:
272 Kalorien (2 % aus Fett); 8 g Eiweiß; 58 g Kohlenhydrate; 0,5 g Fett; 301 mg Natrium; 63 mg Kalzium

Fritatta mit Spinat und Pilzen

Diese Fritatta ist wie ein Quiche ohne Kruste. Sie wird mit weichem Tofu zubereitet, den Sie in den meisten Supermärkten und Reformhäusern erhalten.

100ml	Wasser
1	gehackte Zwiebel
2	gepresste Knoblauchzehen
100 g	Champignons in Scheiben
300 g	gefrorener Spinat, aufgetaut und ausgedrückt
300 g	weicher Tofu
2 EL	Tahini
2 TL	getrocknetes Basilikum
½ TL	Salz
¼ TL	schwarzer Pfeffer
¼ TL	Muskatnuß
¼ TL	Selleriesamen
2 EL	Couscous
50 ml	Sojamilch, Reismilch oder Wasser
1	reife Tomate, in dünne Scheiben geschnitten

171

Den Ofen auf 175 °C vorheizen. Das Wasser in einem großen Topf oder einer großen Pfanne erhitzen und Zwiebel und Knoblauch ca. 3 Minuten darin garen, bis sie weich sind. Pilze hinzufügen und weitere 5 Minuten kochen. Den Spinat dazugeben, bis die Mischung sehr trocken ist.

In einem Mixer den Tofu und das Tahini zu einer glatten Masse verarbeiten. Den Basilikum zwischen den Handflächen zerreiben und über den Tofu streuen. Alles zusammen mit Salz, Pfeffer, Muskatnuss, Selleriesamen, Couscous und Sojamilch verrühren. Die Spinatmischung hinzugeben und umrühren.

Die Mischung in eine mit Öl ausgestrichene Kuchenform geben. Mit Tomatenscheiben garnieren, dann 10 Minuten lang backen. Vor dem Servieren 10 Minuten lang abkühlen lassen.

Ergibt 8 Portionen.
Information zum Nährwert einer Portion:
72 Kalorien (9 % aus Fett); 5 g Eiweiß; 11 g Kohlenhydrate; 1 g Fett; 269 mg Natrium; 91 mg Kalzium

Lasagne

Diese leckere Lasagne ist die abgewandelte Form eines Rezepts meines Bekannten Gail Davis. Sie werden es wegen seiner einfachen Zubereitung mögen.

600 g	gefrorener Spinat, aufgetaut
500 g	weicher Tofu
500 g	fester Tofu
1 EL	Basilikum
2 TL	Knoblauchpulver
1 TL	Salz
50 ml	Soja- oder Reismilch
2 EL	Zitronensaft
1 EL	Ahornsirup

1	große Dose Marinarasauce oder 900 ml selbst gemachte Sauce
250 g	Lasagnenudeln (ca. 10 Blätter), ungekocht
50 ml	Wasser

Den Spinat so trockendrücken wie irgend möglich und zur Seite stellen.

Tofu, Knoblauchpulver, Basilikum, Salz, Milch, Zitronensaft und Sirup in einem Mixer zu einer glatten Masse verarbeiten.

Den Ofen auf 175 °C vorheizen. Den Boden einer Backform mit einer dünnen Schicht Sauce, dann mit einer Lage ungekochter Nudeln bedecken. Darüber die Hälfte der Tofumasse, des Spinats und der übrigen Sauce geben. Das Ganze mit dem Rest von Nudeln, Tofumischung und Spinat wiederholen. Mit der verbleibenden Sauce garnieren.

Gut mit Alufolie abdecken und 45 Minuten backen. Vor dem Servieren einige Minuten stehen lassen.

Ergibt 8 Portionen.
Information zum Nährwert einer Portion:
252 Kalorien (11 % aus Fett); 17 g Eiweiß; 38 g Kohlenhydrate; 3 g Fett; 506 mg Natrium; 249 mg Kalzium

Sandwiches, Aufstriche und schnelles Essen

Eiersandwich ohne Ei

Dieses Sandwich sieht lecker aus und schmeckt wie Eiersalat, aber ohne das Cholesterin und die gesättigten Fettsäuren.

250 g	fester Tofu, püriert
1	Schalotte, fein gehackt
2 TL	Senf
je ¼ TL	Kümmel, Piment, Knoblauchpulver
8	Scheiben Brot
4	Salatblätter
4	Tomatenscheiben

Alle Zutaten gut vermischen. Auf Vollkornweizenbrot mit Salatblättern und Tomaten servieren.

Ergibt 4 Sandwiches.
Information zum Nährwert einer Portion:
188 Kalorien (17% aus Fett); 10 g Eiweiß; 28 g Kohlenhydrate; 3,5 g Fett; 246 mg Natrium; 109 mg Kalzium

Schnelle Pitaschnitte

Pitabrot kann schnell in Schnitten verwandelt werden. Sie finden es im Supermarkt oder Reformhaus.

1	kleine Dose Kichererbsen, abgetropft
1	Selleriestange, fein gehackt
1	Schalotte, fein gehackt
2 TL	Senf
6	Pitabrote
6	Salatblätter
2	kleine Tomaten, gewürfelt

Kichererbsen mit einer Gabel oder einem Kartoffelstampfer leicht zerdrücken. Sellerie, Zwiebel und Senf hinzufügen. Die oberen Teile der Pitabrote abschneiden und die Taschen öffnen. Mit einem Löffel großzügig mit Kichererbsenmischung füllen, dann mit Salatblättern und Tomaten garnieren.

Ergibt 6 Schnitten.

Information zum Nährwert einer Portion:
213 Kalorien (10% aus Fett); 8,5 g Eiweiß; 38 g Kohlenhydrate; 2 g Fett; 323 mg Natrium; 87 mg Kalzium

Schnelle Burritos mit schwarzen Bohnen

Burritos sind schnell zubereitet und schmecken lecker, ob nun heiß oder kalt. Dieser wird mit schwarzen Bohnen zubereitet, aber Sie können auch Pintobohnen verwenden. Bohnenflocken und fettfreie mexikanische Bohnen sind in Reformhäusern und Supermärkten erhältlich.

100 g	schwarze Bohnenflocken vermengt mit 200 ml kochendem Wasser oder:
1	kleine Dose fettfreie mexikanische Bohnen (zu Brei gekocht), aufgewärmt
4	Mehltortillas
1–2	Hand voll klein geschnittener Salat
2–3	Tomaten, klein geschnitten
3	Frühlingszwiebeln, klein geschnitten
100 ml	Salsa

176

Eine Tortilla in einer großen Pfanne ohne Öl erhitzen, bis sie warm ist. Die schwarzen oder mexikanischen Bohnen in der Mitte in einem Streifen darauf verteilen, dann Salat, Tomaten, Zwiebeln und Salsa darübergeben. Den unteren Teil zur Mitte hin falten und dann die Seiten um die Füllung wickeln. Dasselbe mit den übrigen Tortillas wiederholen.

Ergibt 4 Burritos.

Information zum Nährwert einer Portion:
300 Kalorien (10% aus Fett); 12 g Eiweiß; 55 g Kohlenhydrate; 3 g Fett; 196 mg Natrium; 82 mg Kalzium

Supertacos

Texturiertes vegetarisches Protein (TVP) wird aus Sojabohnen hergestellt und lässt sich gut als schnelle und leckere Tacofüllung verwenden. Es ist in Reformhäusern und einigen Supermärkten erhältlich. Das Rezept ergibt genug Füllung für 12 Tacos. Sollte das mehr sein, als Sie benötigen, dann bewahren Sie die Reste im Kühlschrank auf. Sie können sie später verwenden, um ein schnelles Essen zuzubereiten.

200 ml	Wasser
1	kleine Zwiebel, gehackt
1	kleine grüne Paprika, gewürfelt
150 g	getrocknetes texturiertes vegetarisches Protein
200 ml	Tomatensauce
2 TL	Chilipulver
1 TL	Knoblauchflocken oder -pulver
½ TL	Kümmel
¼ TL	Oregano
1 EL	leichte Sojasauce
12	Maistortillas
1–2	Hand voll zerkleinerter Salat
1	mittelgroße Tomate, gewürfelt
4	Frühlingszwiebeln, zerkleinert
50 ml	Salsa oder Tacosauce

Das Wasser in einer großen Pfanne zum Kochen bringen, dann Zwiebel und Paprika hinzufügen und 5 Minuten kochen lassen. TVP, Tomatensauce, Chilipulver, Knoblauch, Kümmel, Oregano, Nährhefe und Sojasauce dazugeben. Auf kleiner Flamme so lange kochen, bis TVP weich ist und die Mischung recht trocken, ca. 8 Minuten lang.

Erhitzen Sie eine Tortilla in einer ungefetteten, schweren Pfanne von beiden Seiten, bis sie weich und biegsam ist. Geben Sie eine kleine Menge der Füllung in die Mitte, falten Sie die Tortilla zur Hälfte und braten Sie beide Seiten 1 Minute lang. Mit Salat, Zwiebeln, Tomaten und Salsa garnieren.

Ergibt 10 bis 12 Tacos.
Information zum Nährwert einer Portion:
126 Kalorien (10% aus Fett); 7 g Eiweiß; 21 g Kohlenhydrate; 1 g Fett; 75 mg Natrium; 92 mg Kalzium

Schnelle Bohnentacos

Bohnentacos sind schnell und leicht zubereitet, ob Sie nun ein oder zwei für sich selber zubereiten oder viele für eine Party.

1 kleine Dose fettfreier mexikanischer Bohnen (zu Brei gekocht)
8 Maistortillas
Zum Garnieren: Salsa
    zerkleinerter Salat
    Frühlingszwiebeln
    gewürfelte Tomaten

Die Tortillas mit einer dünnen Schicht mexikanischer Bohnen (ca. 50 g) bestreichen und flach (mit den Bohnen nach oben) in eine ungefettete Pfanne auf mittlerer Flamme geben. Wenn die Tortillas weich und biegsam sind, zur Mitte falten und 1 Minute lang von jeder Seite anbraten. Mit Salsa, Salat, Zwiebeln und

Tomaten garnieren. Heben Sie die restlichen Bohnen im Kühlschrank in einem luftdichten Behälter auf und verwenden Sie sie zu einem späteren Zeitpunkt.

Ergibt genug für 8 Tacos.
Information zum Nährwert einer Portion:
124 Kalorien (9% aus Fett); 5 g Eiweiß; 23 g Kohlenhydrate; 1 g Fett; 151 mg Natrium; 186 mg Kalzium

Pitapizzen

Pitapizzen lassen sich schnell und leicht als Mahlzeit oder Snack zubereiten. Das macht fast keine Arbeit, sofern Sie etwas Spagettisauce und geschnittenes Gemüse im Kühlschrank auf Vorrat haben.

1	Glas Pizzasauce ODER machen Sie Ihre eigene Sauce, indem Sie die folgenden Sachen mixen:
1	kleine Dose Tomatensauce
170 g	Tomatenmark
1 TL	Knoblauchpulver
je ½ TL	Basilikum, Oregano und Thymian
1	Packung Pitabrot
400 g	zerkleinertes Gemüse: Schalotten, Paprika, Pilze

Das Pitabrot so halten, dass es wie ein Unterteller aussieht. Mit Pizzasauce bestreichen, dann das Gemüse darübergeben. Auf ein Backblech legen und bei 190 °C ca. 10 Minuten backen, bis der Rand ein wenig braun wird.

Anmerkung: Sie benötigen nur die Hälfte der Sauce für 6 Pizzen. Stellen Sie den Rest kühl oder frieren Sie ihn ein.

Ergibt 6 Pizzen.
Information zum Nährwert einer Portion:
185 Kalorien (2% aus Fett); 7 g Eiweiß; 35 g Kohlenhydrate; 2 g Fett; 337 mg Natrium; 76 mg Kalzium

Crostini mit sonnengetrockneten Tomaten

6	sonnengetrocknete Tomatenhälften
120 g	geröstete rote Paprika (ca. 2 Paprika)
1	gepresste Knoblauchzehe
1 EL	frisches Basilikum, fein gehackt, oder 1 TL getrocknetes Basilikum
⅛ TL	schwarzer Pfeffer
1	Baguette oder Ciabatta, in zentimeterdicke Scheiben geschnitten.

Kochendes Wasser über die Tomaten gießen und sie zur Seite stellen, bis sie nach ca. 30 Minuten weich sind. Das Wasser abgießen (Sie können es abfangen und anstelle von Gemüsebrühe in anderen Gerichten verwenden), und die Tomaten grob hacken. Die gerösteten Paprika hacken und zu den Tomaten geben, zusammen mit Knoblauch, Basilikum, Pfeffer und Salz 30 Minuten ziehen lassen.

Das Brot im Ofen auf 175 °C ca. 10 bis 15 Minuten aufwärmen, bis die Kruste knusprig ist. Aus dem Ofen nehmen und kurz abkühlen lassen, dann jede Scheibe mit der Tomatenmischung bestreichen.

Ergibt 20 Scheiben.
Information zum Nährwert einer Portion:
93 Kalorien (1 % aus Fett); 3 g Eiweiß; 18,5 g Kohlenhydrate; 0,1 g Fett; 179 mg Natrium; 11 mg Kalzium

Bohnenwürstchen

Verschiedene Firmen stellen fertige vegetarisch gebackene Bohnen her. Wärmen Sie sie mit in Scheiben geschnittenen vegetarischen Hotdogs auf, die in Reformhäusern und Supermärkten erhältlich sind.

1 kleine Dose vegetarisch gebackene Bohnen
2 vegetarische Hotdogs

Die Bohnen in eine mittelgroße Pfanne schütten. Die Würstchen dazugeben. Kochen, bis es Blasen schlägt.

Ergibt 2 bis 3 Portionen.
Information zum Nährwert einer Portion:
134 Kalorien (2 % aus Fett); 10 g Eiweiß; 22 g Kohlenhydrate; 0,3 g Fett; 569 mg Natrium; 54 mg Kalzium

Käseartiger Kichererbsenaufstrich

Dieser Aufstrich sieht aus wie Käse, schmeckt wie Käse und ist blitzschnell zubereitet. Probieren Sie ihn auf Crackern, Brot oder Nudeln. Die in Wasser eingelegten gerösteten roten Paprika finden Sie im Supermarkt bei den Essiggurken.

1   kleine Dose Kicherbsen
100 g   geröstete rote Paprika
3 EL   Tahini (Sesambutter)
3 EL   Zitronensaft

Die Bohnen abtropfen lassen und den Sud aufbewahren. Mit anderen Zutaten in einen Mixer geben und mixen, bis eine glatte Masse entsteht. Sollte die Mischung zu fest werden, etwas Bohnensud dazugeben.

Ergibt 400 g.
Information zum Nährwert einer Portion:
125 Kalorien (25 % aus Fett); 5 g Eiweiß; 18 g Kohlenhydrate; 3,5 g Fett; 75 mg Natrium; 30 mg Kalzium

Desserts

Süße Beerenspeise

Diese leckere Süßspeise ist schnell und leicht zubereitet sowohl aus frischen oder gefrorenen Beeren. Versuchen Sie Himbeeren, Brombeeren, Blaubeeren oder eine Kombination dieser Beerenarten.

150 g	Vollkornweizenmehl
100 g	Zucker oder Süßstoff
1 1/2 TL	Backpulver
1/4 TL	Salz
150 ml	Sojamilch oder Reismilch
250 g	gefrorene Beeren

Den Ofen auf 175 °C vorwärmen. In einer Schüssel Mehl, Zucker, Backpulver und Salz vermischen, dann die Milch untermengen und rühren, bis ein glatter Teig entsteht.

Die Beeren ebenmäßig auf einem kleinen Backblech verteilen, dann den Teig darübergeben. Bei 175 °C 45 Minuten backen, bis er leicht gebräunt ist.

Ergibt 8 Portionen.
Information zum Nährwert einer Portion:
107 Kalorien (2,5 % aus Fett); 2 g Eiweiß; 24 g Kohlenhydrate; 0,3 g Fett; 77 mg Natrium; 76 mg Kalzium

Preiselbeer-Apfelriegel

Dieser fettfreie Nachtisch ist farbenfroh und leicht zuzubereiten. Wenn Sie getrocknete Preiselbeeren verwenden, können Sie ihn das ganze Jahr über machen. Sie finden sie in jedem Laden, der eine gute Auswahl an Trockenobst hat.

2	große grüne Äpfel, geschält und entkernt
100 g	frische oder getrocknete Preiselbeeren
150 g	grobe Haferflocken
150 g	Grape-Nuts-Müsli
$\frac{1}{2}$ TL	Zimt
10 ml	Ahornsirup
60 ml	Apfelsaft
$\frac{1}{4}$ TL	Maisstärke

Den Ofen auf 175 °C vorheizen. Die Apfelstücke in einer Backform auslegen und mit Preiselbeeren bestreuen.

Haferflocken, Grape-Nuts und Zimt zusammenmischen, dann den Sirup dazugeben und gut unterrühren. Gleichmäßig über der Apfel-Preiselbeermischung verteilen.

Den Apfelsaft mit Maisstärke mischen und so lange rühren, bis keine Klumpen mehr bestehen. Gleichmäßig über die anderen Zutaten verteilen. 45 Minuten backen, oder bis die Äpfel weich sind.

Ergibt 8 Portionen.
Information zum Nährwert einer Portion:
139 Kalorien (4% aus Fett); 2,5 g Eiweiß; 31 g Kohlenhydrate; 0,6 g Fett; 74 mg Natrium; 24 mg Kalzium

Tropical Delight

Püriertes getrocknetes Obst kann ein wunderbarer Nachtisch sein, ohne Fett, Zucker oder Eis. Viele Supermärkte führen gefrorene Ananas oder Mangos, oder machen Sie sie selbst, indem Sie Ananasstücke aus der Dose und frische Mangos einfrieren. Um Bananen einzufrieren, schälen Sie sie und brechen sie in kleine Stücke. Ausbreiten und einfrieren, dann in einem luftdichten Behälter aufbewahren.

1	Orange, geschält
100 g	gefrorene Bananenstücke
200 g	gefrorene Ananasstücke
200 g	gefrorene Mangostücke
100–200 ml	Soja- oder Reismilch

Die Orange halbieren und sämtliche Kerne entfernen. Dann mit den restlichen Zutaten in einem Mixer zu einer glatten und dickflüssigen Masse verarbeiten.

Ergibt 3 Portionen.
Information zum Nährwert einer Portion:
152 Kalorien (5% aus Fett); 2 g Eiweiß; 33 g Kohlenhydrate; 1 g Fett;
24 mg Natrium; 54 mg Kalzium

Schneller Milchreis

300 ml	Sojamilch (Vanillegeschmack oder normal)
1 EL	Maisstärke
300 g	gekochter Reis (weiß oder braun)
50 ml	Ahornsirup
60 g	Rosinen
$1/4$ TL	Zimt
1 TL	Vanille
$1/2$ TL	Mandelextrakt

Die Sojamilch in eine mittelgroße Pfanne geben und Maisstärke einrühren. Reis, Sirup, Rosinen und Zimt dazugeben und auf mittlerer Flamme köcheln lassen. 3 Minuten kochen lassen, dann von der Herdplatte entfernen und Vanille und Mandelextrakt dazugeben. Schmeckt warm oder kalt gut.

Ergibt 3 bis vier Portionen.
Information zum Nährwert einer Portion:
151 Kalorien (6% aus Fett); 2,5 g Eiweiß; 33 g Kohlenhydrate; 1 g Fett;
28 mg Natrium; 46 mg Kalzium

Brotpudding

3	alte, harte Semmeln, gewürfelt
30 g	Rosinen
300 ml	Soja- oder Reismilch
50 ml	Ahornsirup
1	großer Apfel, entkernt und zerkleinert
1 TL	Vanille
$\frac{1}{4}$ TL	Zimt
$\frac{1}{4}$ TL	Muskatnuss
	eine Prise Salz

Alle Zutaten in eine große Schüssel geben und 15 Minuten ziehen lassen. Auf einer Backform ausbreiten und bei 175°C 30 Minuten backen.

Ergibt 6 Portionen.
Information zum Nährwert einer Portion:
150 Kalorien (10% aus Fett); 4 g Eiweiß; 30 g Kohlenhydrate; 2 g Fett;
176 mg Natrium; 57 mg Kalzium

Mein Lieblingsschokopudding

Fester Tofu kann gut verwandt werden, um einen wunderbaren, cremigen Pudding zu machen.

300 g	fester Tofu
2 EL	Kakao
$\frac{1}{8}$ TL	Salz
30 g	Ahornsirup
1 TL	Vanille

Alle Zutaten in einen Mixer geben und zu einer glatten Masse verarbeiten. In Dessertschalen füllen und kalt stellen.

Ergibt 4 Portionen.
Information zum Nährwert einer Portion:
116 Kalorien (18% aus Fett); 9 g Eiweiß; 15 g Kohlenhydrate; 2 g Fett; 74 mg Natrium; 117 mg Kalzium

Indischer Pudding

Sie werden diese leckere Variante des indischen Puddings mögen.

800 ml	Sojamilch
100 g	Maismehl
1 EL	Melasse
50 ml	Ahornsirup
$1/4$ TL	Salz
1 TL	Ingwer
$1/2$ TL	Zimt

Verrühren Sie Maismehl und 400 ml Sojamilch in einer schweren Pfanne und lassen Sie es kurz aufkochen. Auf mittlerer Flamme 5 Minuten unter häufigem Rühren kochen. Melasse, Ahornsirup, Salz und Gewürze dazugeben. In eine Backform füllen, dann die verbleibende Milch hinzufügen. Vorsichtig umrühren, sodass es kaum vermischt wird. 30 Minuten lang auf 175 °C backen. Ofen abstellen. Den Pudding im geschlossenen Ofen lassen, bis dieser kalt ist. Schmeckt warm oder kalt.

Ergibt 4 Portionen.
Information zum Nährwert einer Portion:
147 Kalorien (9% aus Fett); 4 g Eiweiß; 30 g Kohlenhydrate; 1,5 g Fett; 155 mg Natrium; 82 mg Kalzium

Lebkuchen

Dieser Lebkuchen enthält kein Fett und ist dennoch leicht und lecker. Wenn Sie sich verwöhnen wollen, probieren Sie ihn mit Apfelmus.

100 g	Rosinen
100 g	entkernte Datteln, zerkleinert
350 ml	Wasser
150 g	Zucker oder Süßstoff
½ TL	Salz
2 TL	Zimt
1 TL	Ingwer
¾ TL	Muskatnuss
¾ TL	Nelke
400 g	Vollwertmehl
2 TL	Backpulver

Das Trockenobst mit Wasser, Zucker und Gewürzen in einer großen Pfanne vermengen und aufkochen lassen. Zwei Minuten kochen lassen, dann vom Herd nehmen und abkühlen lassen.

Den Ofen auf 175°C vorheizen. Mehl und Backpulver vermengen. Die kalte Fruchtmischung dazugeben und ebenso verrühren. In eine mit Öl ausgestrichene Backform geben und 30 Minuten lang backen, oder bis ein in die Mitte gestochener Zahnstocher sauber herauskommt.

Ergibt 1 Backblech.
Information zum Nährwert einer Portion:
207 Kalorien (1% aus Fett); 4 g Eiweiß; 48 g Kohlenhydrate; 0,1 g Fett; 216 mg Natrium; 52 mg Kalzium

Kürbiskekse mit Rosinen

Kinder mögen diese weichen, leckeren Kekse, weil sie so gut schmecken. Sie werden sie mögen, weil sie voll Beta-Karotin und anderer Nährstoffen sind.

600 g	Vollkornweizenmehl
5 TL	Backpulver
1 TL	Salz
1 TL	Zimt
$^1\!/_2$ TL	Muskatnuss
75 g	Zucker oder Süßstoff
1	kleine Dose Kürbispaste oder frischen Kürbis
1	reife Banane, zerdrückt
200 ml	Sojamilch oder Wasser
100 g	Rosinen

Den Ofen auf 175 °C vorheizen. Die trockenen Zutaten vermengen und zur Seite stellen. Die Kürbispaste oder den Kürbis, die zerdrückte Banane, die Sojamilch oder das Wasser und die Rosinen hinzufügen. Vermischen, bis sich alles miteinander verbunden hat.

Teiglöffelweise auf ein eingefettetes Backblech tropfen. 15 Minuten lang backen, bis die Kekse leicht gebräunt sind. Mit einem Spatel vom Backblech lösen und auf einem Holzbrett auskühlen lassen. In einem luftdichten Behälter aufbewahren.

Ergibt 36 Kekse mit einem Durchmesser von 7 cm.
Information zum Nährwert einer Portion:
75 Kalorien (1 % aus Fett); 1,5 g Eiweiß; 17 g Kohlenhydrate; 0,1 g Fett; 134 mg Natrium; 43 mg Kalzium

Backpflaumencreme

Hätten Sie sich je träumen lassen, dass Backpflaumen so gut schmecken können?

200 g	Backpflaumen
200 ml	Wasser
30 ml	Soja- oder Reismilch
3 EL	Johannisbrotpulver
2 EL	Ahornsirup

Backpflaumen mit Wasser 20 Minuten lang in einer zugedeckten Pfanne köcheln, bis sie weich sind. Etwas abkühlen lassen, dann die Pflaumen mit der restlichen Flüssigkeit in den Mixer geben und zu einer glatten Masse verarbeiten. Die übrigen Zutaten dazugeben und untermixen. In Dessertschalen füllen und kalt stellen.

Ergibt 4 Portionen.
Information zum Nährwert einer Portion:
166 Kalorien (2% aus Fett); 2 g Eiweiß; 39 g Kohlenhydrate; 0,4 g Fett; 12 mg Natrium; 58 mg Kalzium

Bratäpfel

Dieser Nachtisch enthält keinen Zucker und kein Fett, und ist doch lecker.

4	große grüne Äpfel
5	entkernte Datteln, zerkleinert
1 TL	Zimt

Die Äpfel waschen, dann das Gehäuse entfernen. Datteln und Zimt vermischen und die Äpfel mit der Mischung füllen. In eine Backform geben und bei 175°C 40 bis 60 Minuten backen, bis die Äpfel weich sind, wenn man sie mit einem Messer ansticht. Schmecken warm oder kalt gut.

Ergibt 4 Portionen.
Information zum Nährwert einer Portion:
24 Kalorien (3% aus Fett); 0,5 g Eiweiß; 29 g Kohlenhydrate; 0,4 g Fett; 0,2 mg Natrium; 15 mg Kalzium

Pochierte Birnen

Sie sind lecker und überraschend einfach zuzubereiten.

2	große, reife Birnen
100 ml	Apfelsaft
100 ml	Wasser
$1/2$ TL	Zimt
$1/8$ TL	Nelken
gefrorener Nachtisch ohne Milchprodukte	

Birnen schälen und halbieren, Kerne entfernen. In einen Koch-topf geben. Apfelsaft und Wasser mit Zimt verrühren und über die Birnen gießen. Auf mittlerer Flamme zum Kochen bringen und ca. 15 Minuten zugedeckt kochen, bis die Birnen gerade weich sind, wenn man sie mit einem scharfen Messer ansticht. Die Birnen in Dessertschalen geben. Den Saft ca. 5 Minuten weiterkochen, bis er halb verdunstet ist. Über die Birnen geben. Mit einem Löffel gefrorenen Nachtisch ohne Milchprodukte gar-nieren.

Ergibt 4 Portionen.
Information zum Nährwert einer Portion:
162 Kalorien (4 % aus Fett); 1 g Eiweiß; 36 g Kohlenhydrate; 1 g Fett; 17 mg Natrium; 17 mg Kalzium

Kürbiskuchen

Anstelle von Eiern wird in diesem Rezept Maisstärke verwandt, um die Masse zu verdicken. Der Kuchen erhält beim Backen eine leckere fettfreie Kruste.

4 TL	Maisstärke
100 g	Zucker oder Süßstoff
$1/2$ TL	Salz
1 TL	Zimt

½ TL	Ingwer
⅛ TL	Nelken
300 g	gekochter Kürbis
300 g	Sojamilch oder Reismilch
100 g	Grape-Nuts-Müsli
50 ml	Apfelsaftkonzentrat

Den Ofen auf 175°C vorheizen. In einer großen Schüssel Maisstärke mit Zucker, Salz, Zimt, Ingwer und Nelken vermengen. Kürbis und Milch unterrühren.

In einer separaten Schüssel Grape-Nuts und Apfelsaftkonzentrat vermengen. Den Boden eines Backblechs damit bestreichen und sieben Minuten lang backen. Dann die Kürbismischung darübergeben und weitere 45 Minuten lang backen. Vor dem Schneiden auskühlen lassen.

Ergibt ein Backblech.
Information zum Nährwert einer Portion:
150 Kalorien (3% aus Fett); 3 g Eiweiß; 33 g Kohlenhydrate; 0,5 g Fett; 186 mg Natrium; 49 mg Kalzium

Traumhafter Bananenkuchen

Reife Bananen, Vanille und ein bisschen Tofu ergeben einen cremigen, leckeren und cholesterinfreien Kuchen.

100g	Grape-Nuts-Müsli
50 ml	Apfelsaftkonzentrat
50 g	Zucker oder Süßstoff
5 EL	Maisstärke
400 ml	Soja- oder Reismilch
½ TL	Salz
1 TL	Vanille
250 g	fester Tofu
2	reife Bananen

Den Ofen auf 175 °C vorheizen. Die Grape-Nuts und das Apfelsaftkonzentrat vermengen, dann auf dem Boden eines Backblechs verstreichen. Etwa 8 Minuten backen, bis die Ränder braun werden. Auskühlen lassen.

Den Zucker und die Maisstärke in einem Topf vermengen, dann Milch und Salz untermischen. Auf mittlerer Flamme unter häufigem Rühren kochen, bis die Mischung die Beschaffenheit eines dicken Puddings hat. Vom Herd nehmen und die Vanille unterrühren. Den Tofu abtropfen lassen und in einem Mixer zu einer glatten Masse verarbeiten, dann zum Pudding dazugeben und zu einem glatten Teig verrühren.

Bananen in dünne Scheiben schneiden und auf der abgekühlten Kruste verteilen. Die Tofumischung darübergeben. Im Kühlschrank mindestens zwei Stunden auskühlen lassen, bis der Kuchen ganz kalt ist.

Ergibt ein Backblech.
Information zum Nährwert einer Portion:
204 Kalorien (9 % aus Fett); 6 g Eiweiß;42 g Kohlenhydrate; 1,4 g Fett; 255 mg Natrium; 71 mg Kalzium

Einfach wundervoller Winterriesenkürbis

Trotz seines Namens ist der Winterriesenkürbis fast überall das ganze Jahr erhältlich. Wenn Sie noch nie einen versucht haben, haben Sie etwas verpasst. Probieren Sie dieses leichte Rezept für Anfänger aus.

1	Winterriesenkürbis
100-200 ml	Wasser
1-2 TL	leichte Sojasauce
1 EL	Ahornsirup

Den Winterriesenkürbis schälen und die Kerne entfernen. Den Kürbis in zentimetergroße Würfel schneiden (Sie sollten etwa 400 g erhalten) und mit Wasser, Sojasauce und Ahornsirup in einen großen Topf geben. Zugedeckt auf mittlerer Hitze köcheln lassen, bis der Kürbis beim Einstechen mit einer Gabel weich ist.

Ergibt 400 g.
Information zum Nährwert von 100 g:
92 Kalorien (6 % aus Fett); 2 g Eiweiß; 19 g Kohlenhydrate; 1 g Fett; 102 mg Natrium; 33 g Kalzium

Quellennachweise

1. Kendall A, Levitsky DA, Strupp BJ, Lissner L. Weight loss on a low-fat diet: consequence of the imprecision of the control of food intake in humans. Am J Clin Nutr 1991;53:1124–9.

2. Ornish D, Brown SE, Scherwitz, et al. Can lifestyle changes reverse coronary heart disease? Lancet 1990;336:129–33.

3. Henson LC, Poole DC, Donahoe CP, Heber D. Effects of exercising training on resting energy expenditure during caloric restriction. Am J Clin Nutr 1987;46:893–9.

4. Foster GD, et al. Controlled trial of the metabolic effects of a very-low-calorie diet: short-and long-term effects. Am J Clin Nutr 1990;51:167–72.

5. Acheson KJ, Schutz Y, Bessard T, Anantharaman K, Flatt JP, Jequier E. Glycogen storage capacity and de novo lipogenesis during massive carbohydrate overfeeding in man. Am J Clin Nutr 1988;48:240–7.

6. Horton TJ, Drougas H, Brachey A, Reed GW, Peters JC, Hill JO. Fat and carbohydrate overfeeding in humans: different effects on energy storage. Am J Clin Nutr1995;62:19–29.

7. Danforth E, Jr., Sims EAH, Horton ES, Goldman RF. Correlation of serum triiodothyrouine concentrations (T3) with dietary composition, gain in weight and thermogenesis in man. Diabetes 1975;24:406.

8. Spaulding SW, Chopra IJ, Sherwin RS, Lyall SS. Effect of caloric restriction and dietary composition on serum T3 and reverse T3 in man. J Clin Endrocrinol Metab 1976;42:197–200.

9. Welle S, Lilavivathana U, Campbell RG. Increased plasma norepinephrine concentrations and metabolic rates following glucose ingestion in man. Metabolism 1980;29:806–9.

10. Mathieson RA, Walberg JL, Gwazdauskas FC, Hinkle DE, Gregg JM. The effect of varying carbohydrate content of a very-low-caloric diet on resting metabolic rate and thyroid hormones. Metabolism 1986; 35:394–8.

11. Tremblay A, Lavallee N, Almeras N, Allard N, Allard L, Despres JP, Bouchard C. Nutritional determinants of the increase in energy intake associated with a high-fat diet. Am J Clin Nutr 1991;53:1134–7.

12. Schutz Y, Flatt JP, Jequier E. Failure of dietary fat intake to promote fat oxidation: a factor favoring the development of obesity. Am J Clin Nutr 1989;50:307–14.

13. Tremblay A, Plourde G, Despres JP, Bouchard C. Impact of dietary fat content and fat oxidation on energy intake in humans. Am J Clin Nutr 1989;49:799–805.

14. Ascherio A, Rimm EB, Stampfer MJ, Giovannucci EL, Willet WC. Dietary intake of marine n-3 fatty acids, fish intake, and the risk of coronary disease among men. N Engl J Med 1995;332:977–82.

15. de Castro JM, Orozco S. Moderate alcohol intake and spontaneous eating patterns of humans: evidence of unregulated supplementation. Am J Clin Nutr 1990;52:246–53.

16. Suter PM, Schutz Y, Jequier E. The effect of ethanol on fat storage in healthy subjects. New Engl J Med 1992;326:983–7.

17. Stunkard AJ, Harris JR, Pederson NL, McClearn GE. The body-mass index of twins who have been reared apart. N Engl J Med 1990; 322:1483–7.

18. Liebowitz MR, Klein DF. Hysteroid dysphoria. Psych Clin N Am 1979; 2:555–75.

19. Michener W, Rozin P. Pharmacological versus sensory factors in the satiation of chocolate craving. Physiol Behav 1994;56:419–22.

20. Weil A. Natural Health, Natural Medicine, Houghton Mifflin, Boston, 1990, p. 145.

21. Michell GF, Mebane AH, Billings CK. Effects of bupropion on chocolate craving. Am J Psychiatry 1989;146:119–20.

22. Tomerelli R, Grunewald KK. Menstrual cycle and food cravings in young college women. J Am Dietetic Asso 1987;87:311–5.

23. Abraham GE, Lubran MM. Serum and red cell magnesium levels in patients with remenstrual tension. Am J Clin Nutr 1981;34:2364–6.

24. American Dietetic Association. Position of the American Dietetic Association on vegetarian diets. J Am Dietetic Asso 1993;93:1317–19.

25. Abelow BJ, Holford TR, Insogna KL. Cross-cultural association between dietary animal protein and hip fracture: a hypothesis. Calcif Tissue Int 1992;50:14–8.

26. Remer T, Manz F. Estimation of the renal net acid excretion by adults consuming diets containing variable amounts of protein. Am J Clin Nutr 1994;59:1356–61.

196

27. Nordin BEC, Need AG, Morris HA, Horowitz M. The nature and significance of the relationship between urinary sodium and urinary calcium in women. J Nutr 1993;123:1615–22.

28. Massey LK, Whiting SJ. Caffeine, urinary calcium, calcium metabolism and bone. J Nutr 1993;123:1611–4.

29. Hopper JL, Seeman E. The bone density of female twins discordant for tobacco use. N Engl J Med 1994;330:387–92.

30. Broadus AE. Mineral metabolism. In: Felig P. Baxter JD, Broadus AE, Frohman LA. Endocrinology and metabolism. McGraw-Hill, New York, 1981.

31. Riggs BL, Wahner HW, Melton J, Richelson LS, Judd HL, O'Fallon M. Dietary calcium intake and rates on bone loss in women. J Clin Invest 1987;80:979–82.

32. Dawson-Hughes B, Jacques P, Shipp C. Dietary calcium intake and bone loss from the spine in healthy postmenopausal women. Am J Clin Nutr 1987;46:685–7.

33. Dawson-Hughes B. Calcium supplementation and bone loss: a review of controlled clinical trials. Am J Clin Nutr 1991;54:274S–80S.

34. Mazess RB, Barden HS. Bone density in premenopausal women: effects of age, dietary intake, physical activity, smoking, and birth-control pills. Am J Clin Nutr 1991;53:132–42.

35. Heaney RP, Weaver CM. Calcium absorption from kale. Am J Clin Nutr 1990;51:656–7.

36. Nicar MJ, Pak CYC. Calcium bioavailability from calcium carbonate and calcium citrate. J Clin Endocrinal Metab 1985;61:391–3.

37. Kissileff HR, Pi-Sunyer FX, Segal K, Meltzer S, Foelsch PA. Acute effects of exercise on food intake in obese and nonobese women. Am J Clin Nutr 1990;52:240–5.

197

Stichwortverzeichnis

Stichwortverzeichnis